MEDICINA E MEDITAÇÃO

Dados Internacionais de Catalogação na Publicação (CIP)
(Câmara Brasileira do Livro, SP, Brasil)

Cardoso, Roberto
　　Medicina e meditação : um médico ensina a meditar / Roberto Cardoso. - 8. ed. - São Paulo : MG Editores, 2019.

　　Bibliografia.
　　ISBN 978-85-7255-065-9

　　1. Medicina alternativa 2. Medicina tradicional 3. Meditação 4. Saúde - Promoção I. Título.

10-08542　　　　　　　　　　　　　　　　　　　　CDD-615.852

Índice para catálogo sistemático:

1. Meditação : Bem-estar e saúde : Terapias alternativas : Ciências médicas 615.852

Compre em lugar de fotocopiar.
Cada real que você dá por um livro recompensa seus autores
e os convida a produzir mais sobre o tema;
incentiva seus editores a traduzir, encomendar e publicar
outras obras sobre o assunto;
e paga aos livreiros por estocar e levar até você livros
para sua informação e seu entretenimento.
Cada real que você dá pela fotocópia não autorizada de um livro
financia um crime
e ajuda a matar a produção intelectual.

Roberto Cardoso

MEDICINA E MEDITAÇÃO

UM MÉDICO ENSINA A MEDITAR

MEDICINA E MEDITAÇÃO
Um médico ensina a meditar
Copyright © 2005, 2011 by Roberto Cardoso
Direitos desta edição reservados por Summus Editorial

Editora executiva: **Soraia Bini Cury**
Editora assistente: **Salete Del Guerra**
Assistente editorial: **Carla Lento Faria**
Capa: **Teco de Souza**
Projeto gráfico e diagramação: **Acqua Estúdio Gráfico**

MG Editores
Departamento editorial
Rua Itapicuru, 613 – 7º andar
05006-000 – São Paulo – SP
Fone: (11) 3872-3322
Fax: (11) 3872-7476
http://www.mgeditores.com.br
e-mail: mg@mgeditores.com.br

Atendimento ao consumidor
Summus Editorial
Fone: (11) 3865-9890

Vendas por atacado
Fone: (11) 3873-8638
Fax: (11) 3872-7476
e-mail: vendas@summus.com.br

Impresso no Brasil

*Este livro é dedicado a Viviane,
companheira, cúmplice e amada.*

Sumário

Prefácio 9
Apresentação 13

1. A história deste livro 15
2. O que não é meditação 21
3. O que é meditação 27
4. Os tipos de meditação 49
5. Dificuldades iniciais 55
6. Posição e respiração 77
7. Meditando em três tempos
   (técnica A) 81
8. Meditando em quatro tempos
   (técnica B) 85
9. Meditando no "ponto interno"
   (técnica C) 89
10. Meditando ao caminhar
    (técnica D) 93
11. Meditando no silêncio da respiração
    (técnica E) 97

12. Dicas importantes 101
13. Os efeitos psicofísicos da meditação 119
14. Possíveis usos terapêuticos da meditação 129
15. Quando não se deve meditar 135
16. O futuro da meditação... 141

Sugestões de leitura 143

Prefácio

Você acorda de manhã, sai para trabalhar, relaciona-se o dia inteiro com outras pessoas, volta para casa no final da tarde, convive com sua família por algumas horas e vai dormir. Esse roteiro básico de uma pessoa normal é chamado *vida*. Porém, percebemos que estamos o tempo todo com a atenção focada no exterior, nos outros ou naquilo que acontece fora de nós. Só voltamos a atenção para nós mesmos quando conferimos o rendimento de nossos investimentos para verificar se poderemos fazer aquela sonhada viagem de férias ou quando sentimos o desconforto de uma refeição feita às pressas e mal digerida.

Muitos de nós reclamam da falta de tempo e de significado da própria vida, pois ela não deveria ser somente trabalhar, conviver com os outros, comer e dormir. Aquilo que falta para dar significado a essa vida é a convivência consigo mesmo. Relacionar-se internamente, entender como funcionamos lá dentro, por que reagimos de determinada maneira, por que nos sentimos tristes ou alegres são coisas fundamentais para as quais não reservamos nenhum tempo em nossa vida.

Sri Nisargadatta Maharaj, grande mestre indiano falecido na década de 1980, afirma em seu livro *I am that*: "Nós conhecemos o mundo externo de sensações e ações, mas do nosso mundo interior de pensamentos e sentimentos conhecemos muito pouco. O objetivo primordial da meditação é tornar-se consciente de sua vida interior e familiarizar-se com ela". Assim, ele nos aconselha a prestar atenção no que se passa interiormente, a explorar nossos potenciais e possibilidades. A meditação tem servido, por entre os milênios, como valioso instrumento para aqueles que decidiram empreender essa jornada para dentro. Uma jornada que pode lhes revelar toda a riqueza e simplicidade da vida interior.

Os xamãs e os iogues de tempos ancestrais parecem ter sido os primeiros a explorar as profundidades da mente humana usando apenas sua capacidade de focalizar a atenção internamente. Assim surgia a meditação, técnica que não exige aparelhos, instrumentos, preces ou qualquer coisa externa. Para meditar você só precisa de você mesmo.

Na Índia, a meditação aparece em textos de mais de cinco mil anos atrás e está intimamente ligada à ioga*. A ioga é um sistema que nos ensina a parar para observar a nós mesmos. Patanjali, o mestre que compôs o tratado de

---

* Embora o autor do prefácio tenha escrito a palavra ioga com "y" maiúsculo nas diversas vezes em que ela aparece, optamos por utilizar a forma aportuguesada do termo, que nos dicionários brasileiros é grafada com "i". Além disso, referimo-nos, ao longo do livro, "à ioga", e não "ao ioga", uma vez que se trata de substantivo feminino. (N. E.)

ioga chamado *Ioga sutras*, ensina que "Ioga é a supressão das oscilações da consciência". Quando a consciência se torna focada e estável, somos capazes de perceber nosso eu interior, nossa essência, e passamos a nos guiar por nossa percepção em vez de sermos um joguete nas mãos das emoções e dos pensamentos. A proposta da ioga é fornecer instrumentos que facilitem essa experiência de meditação. O corpo alongado pelas posições físicas, a mente aquietada por mantras (cantos), as emoções equilibradas pelas respirações da ioga deixam o caminho livre para que a pessoa possa meditar mais facilmente. Mas, apesar de a meditação estar na base da ioga, não podemos dizer que só aqueles que a praticam conseguirão meditar. E uma prova disso é o trabalho que o autor deste livro tem desenvolvido.

Conheci o doutor Roberto Cardoso em um programa de TV em que nós dois fomos entrevistados. Confesso que fiquei surpreso e desconfiado quando me disseram que eu e um médico falaríamos sobre meditação. O que um médico poderia saber sobre o tema? Eles são tão práticos e racionais! Como poderiam falar de algo tão subjetivo como a meditação? Mas, durante a entrevista, percebi que ele não se encaixava no meu arquétipo ultrapassado de médico. O doutor Cardoso é um pesquisador acadêmico, mas é também um meditador de longa data.

O tratamento científico que é dado à meditação neste livro tem o mérito de torná-la pública e possível para qualquer pessoa. Os iogues, budistas, taoístas, xamãs, esotéricos e espiritualistas têm utilizado a meditação ao longo dos séculos. Mas por que as pessoas de todas as outras religiões, filosofias ou culturas não poderiam se beneficiar dessa técnica? A meditação, bem como a ioga, não está ligada a uma religião ou filosofia. Todos podem beneficiar-se da tranquilidade, consciência e bem-estar que a meditação nos traz. Daí seu caráter universal.

A meditação não é um instrumento para iogues, filósofos, religiosos, psicólogos ou médicos, mas para todos os que desejam se conhecer melhor. Coloque em prática os ensinamentos simples contidos nestas páginas e prepare-se para ver sua vida se tornar mais plena, consciente e significativa.

Anderson Allegro
Biólogo, instrutor de ioga
e diretor da Aliança do Yoga

Apresentação

Estamos vivendo tempos de falta: falta de orientação, de motivação, de propósito, de realização pessoal. Há algumas décadas, ainda podíamos contar com a promessa da felicidade que viria com o carro novo, a casa própria, o casamento, o próximo emprego. Mas hoje, nem isso mais funciona, o que tem seu lado bom e ruim. Ruim porque aquela ilusão nos dava certo conforto interno, nos mantinha num estado de esperança e movimento. Bom porque talvez estejamos começando a viver um despertar coletivo, uma busca daquilo que possa, de fato, nos trazer amor, união e paz. Como dizem os hindus: "A noite atinge a maior escuridão instantes antes do amanhecer".

Há diversos livros sobre meditação, vários deles muito bons. Mas este é um guia prático e preciso, escrito por um médico competente, apaixonado, brilhante palestrante e (por que não dizer aqui?) exímio contador de piadas.

Fico muito feliz em ver uma obra sobre meditação escrita em linguagem clara, acessível a todos, útil tanto para principiantes quanto para praticantes experientes. Mais que tudo, acredito que este trabalho será de grande importância para a humanização da medicina e, se você estiver predisposto para essa aventura, para a sua vida.

Podemos continuar nos sentindo impotentes diante de toda essa complexidade e bagunça do mundo. Podemos nos associar a uma organização qualquer, levantar uma bandeira política e lutar por uma causa. Ou podemos meditar e deixar que a meditação nos transforme e transforme o mundo à nossa volta — segundo uma sábia zen: "O que você pode dar aos outros é a maneira como você vive".

Khalis Chacel
Biólogo, coordenador do Instituto
de Renascimento de São Paulo

... 1 ...

A HISTÓRIA DESTE LIVRO

Sou médico há mais de vinte anos — e um meditador há um tempo ainda maior.

Quando iniciei meus estudos sobre meditação, tratava-se de uma atividade estritamente pessoal, que não guardava relação nenhuma com a medicina.

Com isso, tive a oportunidade de conhecer diversas correntes filosóficas que utilizavam a meditação como parte de sua proposta. Pratiquei diversas técnicas do budismo chinês, tibetano e vietnamita, bem como do hinduísmo, de vários ramos de ioga, do sufismo, dos saniasins de Osho, do taoísmo, dentre outros. Conheci na teoria mais de cem técnicas e, na prática, mais de sessenta. Tudo isso sem que eu precisasse me tornar budista, ou hindu, ou sequer sufi. Eu aprendia a técnica, escutava os princípios filosóficos de cada corrente (alguns interessantíssimos) e continuava meu caminho.

Porém, nessa jornada, que misturou *hobby*, aprendizado e crescimento, duas coisas me incomodavam continuamente.

A primeira residia em uma dúvida. Por que a meditação não podia ser ensinada separadamente? Por que tinha de ser oferecida dentro de um "pacote", que costumava incluir várias outras coisas, especialmente alguns princípios místicos e/ou religiosos? Era como se estivessem me dizendo: "Você quer aprender a meditar? Tudo bem, mas antes aprenda isso, escute aquilo, aceite aquilo outro etc." Eu pensava nas tantas outras pessoas que, por se sentirem violentadas ou assustadas diante do restante do "pacote", estavam perdendo a oportunidade de vivenciar experiências tão agradáveis como as que eu vivenciava.

A segunda coisa que me incomodava refletia uma esperança. Por que a medicina não podia ter, como recurso terapêutico, essas tantas técnicas que eu estava aprendendo? Afinal, eu havia conhecido, por meio da meditação, alguns estados de relaxamento e de consciência que antes sequer poderia imaginar que existiam. Naturalmente, de alguma forma, essas técnicas deveriam afetar a química do cérebro e, consequentemente, poder atuar na química e no funcionamento do corpo. Alguns médicos aconselhavam seus clientes a meditar, mas mesmo eles não entendiam bem o que era meditação. Alguns outros tentavam, timidamente, estudar os efeitos da meditação sobre seus clientes, apesar de, muitas vezes, não saberem aplicar uma técnica meditativa caso quisessem.

Impregnado por essas reflexões, em 1999 mudei-me para a cidade de São Paulo, com o objetivo de desenvolver atividades de pós-graduação na Universidade Federal de São Paulo. Naquela ocasião, embora atuasse no Departamento de Obstetrícia, tive a oportunidade de conhecer o professor José Roberto Leite, psicólogo e chefe do setor de medicina comportamental do Departamento de Psicobiologia dessa universidade. Para minha surpresa, o professor estava interessado em pesquisar sobre meditação. Já naquela época, ele orientava a tese de doutorado da doutora Elisa Harumi, que estudava os efeitos de uma técnica indiana sobre a ansiedade de alguns voluntários. Fiquei encantado por duas razões: primeira, porque via a meditação sendo ensinada sem trazer consigo necessariamente um "pacote extra"; segunda, porque via profissionais de saúde utilizando essa técnica como recurso terapêutico. De uma só vez, vi dirimidas duas causas de angústia que me acompanhavam há muito tempo.

Naturalmente, enquanto desenvolvia minhas atividades no Departamento de Obstetrícia, no qual atuo como pesquisador, comecei a acompanhar as reuniões do setor de medicina comportamental. Não é difícil imaginar as dificuldades que tive — eu que, embora fosse um obstetra bem formado, não dominava um sem-número de conceitos e dados nas áreas de neurociência e medicina comportamental, além de ter uma considerável dificuldade de acompanhar aquelas reuniões. Precisei estudar muito, muito mesmo.

No entanto, fui continuamente estimulado pelo professor José Roberto Leite, que dizia: "O seu conhecimento sobre esse tema, se associado à base neurocientífica, pode dar origem a uma linha de pesquisa sem precedentes em nossa escola". Na obstetrícia, algumas pessoas queridas me estimulavam nos momentos de fraqueza, como os professores Luiz Camano, Eduardo de Souza, Antonio Rubino de Azevedo, Luiz Kulay Jr., Renato Santana, Mary Uchiyama, a psicóloga Fátima Bortoletti e vários outros amigos que, mesmo sem conhecer o âmago dessa nova linha de trabalho, acreditaram continuamente nas minhas equilibradas intenções. Por meio dessas demonstrações pude entender como funcionam as grandes escolas médicas, capazes de vislumbrar a possibilidade de crescimento científico mesmo quando o meio profissional ainda é incrédulo e preconceituoso em relação a um novo tema de pesquisa.

Hoje, pesquiso a meditação, publico artigos sobre o tema, formo profissionais de saúde em meditação, coordeno pequenos cursos de meditação para pacientes, enfim, trabalho para que a meditação se torne um instrumento terapêutico fartamente disponível aos profissionais de saúde.

Não pratico medicina alternativa nem sou simpático ao termo. Não acredito no "alternativo". Afinal, o termo "alternativo" pressupõe "uma coisa **ou** outra". Por exemplo, alguém se decepciona com a medicina, dá as costas a ela e procura outra coisa, outro caminho. Acredito em "uma coisa **e** outra", ou seja, em um crescimento das ciências da saúde, a cujos instrumentos terapêuticos são somadas algumas técnicas que antes pareciam afeitas à crendice ou à superstição e fadadas ao descrédito dos profissionais sérios.

Essa história de descoberta — e de crescimento — deu origem a este livro, que pretende apresentar, em palavras simples, um pouco do que aprendi e ensinei sobre meditação. Neste livro, respondemos às perguntas mais frequentemente feitas em nossos cursos, e procuramos evitar os percalços mais comuns enfrentados pelos meditadores principiantes. Muitos aspectos já foram estudados cientificamente; outros baseiam-se na minha experiência com o ensino da meditação.

Espero que você aprecie a leitura e perceba que meditar não é apenas parar, mas saber como parar, com técnica, densidade e harmonia.

Obrigado pela confiança.

Roberto Cardoso

… 2 …

O QUE NÃO É MEDITAÇÃO

Certas vezes, em meus cursos, encontro alguma resistência por parte dos alunos. Para alguns, pode parecer estranho que um médico dê um curso sobre meditação. Afinal, a meditação sempre foi tida como algo místico, religioso, obrigatoriamente relacionado com espiritualidade. Todavia, tenho percebido que, apesar de não haver problema em meditar com conotação espiritual, a ausência dessa conotação também permite a obtenção dos mesmos efeitos. Ou seja, se o indivíduo meditar regularmente por alguns meses, ocorrerão efeitos psicofísicos importantes, mesmo que ele seja ateu.

Para desfazermos algumas confusões clássicas, veja a seguir alguns exemplos do que *não é* meditação.

UMA COISA SISUDA E TRISTE

Quando falamos em meditar, geralmente logo se imagina alguém muito sério, sisudo, sentado com as pernas

cruzadas, com as mãos sobre os joelhos, os dedos formando círculos, e frequentemente repetindo sons que ninguém consegue entender. De início, costuma-se imaginar
algo triste e monótono, praticado por pessoas um tanto
quanto alienadas, quando não meio malucas. E mais,
além de muitos construírem tal impressão, a maior parte
das pessoas sequer consegue se imaginar praticando algum tipo de meditação — nesse momento, ouve-se muito
a frase: "Eu?! Ficar assim, parado, sem fazer nada, só se
me amarrassem!"

Na verdade, essa é uma falsa ideia, uma impressão
distorcida, em parte até mesmo por culpa de alguns meditadores do passado.

Para meditar, não é preciso ficar triste nem de "cara
feia"; ao contrário, pode ser um momento de grande alegria. E, quanto a ficar parado, trata-se de algo que se apren-
de gradativamente — nem sempre é necessário começar
assim. Como veremos em outros capítulos, em algumas
técnicas você nem precisa ficar o tempo inteiro parado.

Além disso, não se deve confundir tranquilidade com
tristeza. Isso seria como a atitude da criança que vê o pai
cochilando gostosamente em uma rede, após um agradável almoço, na varanda de uma casa à beira da praia, e jul-
ga tal atitude como uma coisa muito chata, parada e triste, da qual ela não consegue entender como alguém pode
gostar.

UMA RELIGIÃO

As religiões orientais frequentemente sugerem técnicas meditativas aos seus seguidores, e isso acabou provo-

cando um desvio de interpretação, no qual se imagina que meditação e religião do Oriente são a mesma coisa.

A ligação entre tais correntes religiosas e a meditação é fácil de entender.

Nossa cultura judaico-cristã, apesar de pregar um Deus presente em todas as coisas, propõe uma oração para um Deus dual: isso é bem entendido quando falamos em "orar para Deus, que está no céu", ou seja, orar para Deus que está lá longe, no céu, separado e muito acima de nós, mortais e pecadores. Tal abordagem tem o mérito de fazer que nos sintamos pequenos e cientes de que precisamos buscar o crescimento, e com isso diminuir o inchaço doentio do ego. Porém, também traz consigo a imagem de um Deus que está fora de nós.

Nas religiões orientais, ao contrário, prega-se a existência de um princípio divino interno, que na verdade seria a essência de cada um de nós. Assim, com uma essência divina, a busca de cada um consistiria em conhecer, cada vez mais, o seu "eu interno", para o que a meditação seria um esplêndido instrumento. Tal posicionamento, sem dúvida, induz à auto-observação, catalisando o crescimento individual, embora também crie uma tendência à internalização exagerada, ao isolamento e a uma menor troca social, o que também pode ser um retardo para o equilíbrio do meditador.

Dessa forma, as técnicas meditativas não pertencem a esta ou àquela cultura, ou a esta ou àquela religião, embora possam ter sido disseminadas a partir de focos específicos. É possível meditar na respiração com os budistas sem ser um budista; é possível meditar caminhando com os monges vietnamitas sem ser um vietnamita; é possível meditar girando com os sufis sem ser um sufi. Na verdade, mesmo em outras comunidades muito antigas já se conheciam técnicas meditativas, como entre os índios americanos e os esquimós.

O que ocorre, e frequentemente causa muita confusão, é que algumas técnicas foram criadas sobre princípios de alguma tradição religiosa, que precisam ser explicados no momento de ensiná-las. Vamos supor que você esteja em um curso de canto gregoriano, por exemplo, e a peça que vai ser ensinada hoje tenha como base o amor de Maria pelo menino Jesus. É claro que o professor, para explicar a interpretação que deverá ser dada pelo coro, terá de inserir todos no contexto em que a peça foi criada; por isso, começa a relatar como o autor se inspirou na amorosidade da Virgem Maria. Se alguém entrasse na sala de canto nesse momento, pensaria tratar-se de uma aula de religião, porque a conversa poderia lembrar um sermão de igreja; porém, nesse exemplo, tanto o professor quanto os alunos poderiam ser até mesmo ateus, pois o aprendizado da técnica não exige que se incorpore a crença religiosa.

Para meditar não é preciso pertencer a nenhuma religião específica. Não é preciso deixar de pertencer a nenhuma religião específica. Não é preciso ter religião. Não é preciso sequer acreditar em Deus.

UMA FILOSOFIA

Como vimos, várias culturas já foram berço de técnicas meditativas. Mesmo em tribos africanas, e entre cristãos da Antiguidade, já foram detectadas práticas de meditação. Por isso, para aprender a meditar, não é preciso preocupar-se em aprender princípios filosóficos desta ou daquela cultura.

Os orientais, por muito tempo, pecaram por se comportar como um coração constantemente em diástole, voltados para si, evitando o contato, o toque e a exposição dos sentimentos. Enquanto isso, os ocidentais tendem a se comportar como um coração em permanente sístole, voltados apenas para o exterior, para as relações sociais e a exposição de ideias e sentimentos (mesmo que falsos), evitando parar e olhar para dentro de si. Como vemos, o equilíbrio não é ocidental ou oriental, e, se o buscamos por meio da meditação, devemos fazê-lo independentemente de valores culturais.

Um meditador não é um "versado nisto ou naquilo", mas alguém que deseja viver a agradável aventura de vivenciar as técnicas meditativas sem perder a capacidade de se relacionar.

UMA PRÁTICA QUE EXIGE MUDANÇAS

Nada é "exigido" de quem deseja aprender a meditar.

Não é necessário adotar uma religião nem aprender uma filosofia. Não é preciso ser esotérico, gostar de incensos ou usar roupas indianas. Não é preciso tornar-se sisudo, mudar a postura social, nem deixar de sair à noite. Não é preciso deixar de beber, de fumar, de fazer sexo, nem de comer carne.

Caso ocorra alguma mudança, ela deverá acontecer "de dentro para fora", e será tão espontânea, tão natural, que não causará nenhuma sensação opressora em você.

... 3 ...

O QUE É MEDITAÇÃO

Como essa é a explicação mais difícil de todas, vamos recorrer a uma historinha.

A HISTÓRIA DO COMPUTADOR QUE ENLOUQUECEU

Imagine que estamos trinta anos no futuro, em uma grande fábrica, que emprega centenas de funcionários.

A produção dessa fábrica está entre as melhores do seu país, e muito disso se deve ao fato de que, com o desenvolvimento vertiginoso da informática, todo o gerenciamento dessa indústria é feito por um gigante e sofisticadíssimo computador. Ele, como uma máquina espetacular, auxiliado por um programa de gerenciamento de altíssima complexidade, toma conta da parte produtiva, controlando a entrada de matéria-prima, o processamento inicial, a composição das partes do produto, a montagem do produto final, o armazenamento, a distribuição, a manutenção das máquinas, o gasto de energia, a seleção de funcionários, o horário de entrada e de saída etc. No gerenciamento extraprodução, esse computador coordena as reuniões da diretoria, tem direito a veto nas decisões e direciona as melhores propostas para aprovação. Os proprietários da fábrica, apesar de estarem permanentemente por lá, quase que só fazem dividir os lucros no final do mês.

Tal situação manteve-se assim — aparentemente muito bem — até que, um dia, os proprietários perceberam que o horário utilizado para as reuniões da diretoria, no meio da tarde, não parecia ser o melhor. Todos "sentiam" que, no meio da manhã, as reuniões seriam bem mais produtivas, pois os diretores estariam mais dispostos, alegres e criativos. No entanto, ao levar a ideia para a reunião, esbarraram no veto do programa gerenciador, que, por ser uma máquina, não era capaz de "sentir" as evidentes vantagens da mudança de horário, e por isso "deduziu" que tal modificação traria algumas dificuldades administrativas até que todos se acostumassem com a alteração. E os diretores presentes não conseguiram fazer que aquela máquina "sentisse" os benefícios que eles percebiam tão claramente.

Outro problema surgiu na época da Copa do Mundo de Futebol, quando os operários quiseram negociar a ausência durante os jogos, comprometendo-se a repor essas horas em outros dias de trabalho. É claro que os diretores foram capazes de "compartilhar" o frenesi que envolve os apaixonados por futebol, e logo concordaram com a proposta dos funcionários. Porém, na reunião, o computador prontamente vetou a ideia, pois "analisou" a situação e não encontrou "lógica" para as trocas provisórias de horário. Naturalmente, os diretores não conseguiram, em nenhum momento, fazer que o aparelho "compartilhasse" a necessidade dos funcionários; afinal, nada mais era que uma máquina, um mecanismo.

Meses depois, alguém que visitava a fábrica deu uma ideia (pois os próprios operários já nem tentavam ter ideias): por que não colocar música ambiente na área de produção? Afinal, aquela era uma indústria de arranjos florais artificiais, e a música faria que todos trabalhassem com mais prazer, o que poderia até aumentar a beleza dos arranjos. Além disso, inspiradas pela música, propostas para novos arranjos poderiam surgir. Porém, mais uma vez, a máquina administradora não aceitou a sugestão: ela concluiu que a música poderia dispersar os operários, reduzindo sua concentração e diminuindo sua produtividade. E não parecia, para o computador, haver nenhuma necessidade de ideias para novos arranjos, uma vez que todos eles eram projetados pelo programa, a partir de cálculos de probabilidade de preferência da clientela.

Naturalmente, com o tempo, todos passaram a sentir um clima crescente de insatisfação, um certo mal-estar que ninguém sabia explicar, uma espécie de frustração muda por conta de algo indeterminado, uma angústia, até mesmo depressão. Mas ninguém dava o braço a torcer, e todos diziam que estava tudo ótimo, afinal, é muito difícil reconhecer que, no fundo, não se está verdadeiramente feliz. Além disso, nem adiantaria trazer à consciência a insurreição contra a máquina, pois ninguém sequer conseguiria imaginar a indústria sem ela. O computador parecia ser o dono de tudo, o grande pai de todos, a única fonte de saber. Suas respostas estavam sempre prontas; sua análise, sempre disponível; e as informações armazenadas pareciam suprir todas as dúvidas. Sentiam-se completamente dependentes e impotentes. Eram como escravos — e o programa havia se tornado o grande senhor.

E tudo seguia assim, sem nenhuma perspectiva aparente de mudança, até que a fábrica passou a produzir cada vez menos e de forma cada vez mais confusa. Mas o computador insistia que tudo deveria permanecer como ele determinava, que nada deveria mudar.

A máquina havia enlouquecido e, de certa forma, todos acabaram também enlouquecendo com ela.

E assim foi até que, um dia, alguém ouviu falar de um homem, um "consultor para fábricas problemáticas". Ele havia chegado de algum lugar. Era chamado de idiota por uns, de maluco por outros, e de mágico por alguns poucos. Esse homem havia salvado algumas fábricas, que se transformaram e passaram a produzir muito mais e melhor. Diante disso, os diretores decidiram contratá-lo, mas tiveram de fazê-lo escondido e à custa do próprio bolso, pois o programa gerenciador, naturalmente, vetou a iniciativa.

O consultor foi até a fábrica, ouviu calmamente a todos e deu o seu diagnóstico sobre a situação: *o problema não era propriamente o computador, mas o poder exagerado* que ele havia assumido. Era apenas uma questão de não dar mais, à máquina, tanto espaço de decisão. Bastaria que o computador exercesse a sua já importante função, porém nada mais que isso.

Como era de esperar, ninguém na fábrica conseguiu entender o que ele dizia. Afinal, o poder que o computador exercia parecia emanar naturalmente dele, como se fosse um "direito de nascença". O computador parecia, simplesmente, ser o senhor absoluto do lugar — e como dizer ao senhor de uma casa que ele não pode mais exercer seu poder de mando?

Diante disso, o consultor viu uma única solução para o que chamou de "mal-entendido": seria necessário desligar o computador por algum tempo para que todos vissem que a fábrica não pararia por causa disso, e que ele, apesar de importante, não era tão fundamental quanto parecia. Ao contrário, dando um descanso à máquina, e associando seus serviços às ideias e emoções dos funcionários, a fábrica começaria a apresentar melhorias consideráveis.

Embora com certa relutância e incredulidade, a diretoria concordou e autorizou o desligamento, mas por um prazo muito curto, o que lhes parecia menos arriscado. Mas ninguém contava com o que aconteceu: *o computador simplesmente não queria ser desligado!* A exemplo do que vemos em alguns filmes de ficção científica (como *2001: uma odisseia no espaço*), a máquina havia "enlouquecido", achando que era mesmo dona de tudo, que era o senhor supremo da indústria, por isso havia tomado todas as medidas para impedir o seu desligamento. E, como controlava tudo, começou a fechar as portas que davam acesso às suas instalações, dar choques elétricos em quem se aproximava, redirecionar a energia do gerador para si mesma (evitando o desligamento por bloqueio de energia), e assim por diante. Em resumo, parecia impossível desligar o programa; ele, que tinha sido criado para ser algo útil, havia se rebelado, até mesmo porque as vantagens de tal medida (o desligamento) iam além da sua capacidade de análise.

No entanto, o consultor já estava acostumado com esse tipo de situação, pois nas outras fábricas que ele havia visitado as máquinas também já estavam rebeladas. Para isso, ele havia desenvolvido alguns truques, que se chamavam "técnicas de desligamento", e passou a ensiná-los à diretoria. Algumas técnicas consistiam em saber como chegar aos controles sem que o computador percebesse; outras, em dizer ao programa que a fábrica estava sendo fechada; outras, em solicitar várias funções e muitos comandos loucos (sem qualquer nexo) etc. Na verdade, ele havia criado vários tipos de técnicas porque cada fábrica tinha sua característica própria, e para cada uma determinado truque serviria melhor. Assim, ele ia tentando até descobrir a(s) melhor(es) técnica(s) para a indústria em que estava trabalhando.

E um dia, vários meses depois, quando ninguém mais esperava, aconteceu! O computador foi desligando, desligando, desligando... e desligou. Todos ficaram, a princípio, apavorados: afinal, depois de tanto tempo de dependência, achavam que a fábrica ia explodir, desintegrar-se, ou nunca mais funcionar novamente. Mas nada disso aconteceu. Ao contrário, ao experimentarem pela primeira vez a possibilidade de assumir todas as decisões na indústria, pairou sobre todos um enorme bem-estar, uma sensação de segurança, uma ausência de neuroticidade, um grande prazer e uma profunda paz. Tudo funcionava muito lentamente, e sabia-se que a máquina teria de ser religada depois, mas o fato de perceberem que eles podiam "sentir" os "problemas" e encontrar algumas das soluções foi um bálsamo que deixou a todos inebriados. É claro que aproveitaram para reprogramar algumas funções, mudando o horário das reuniões, negociando a folga dos funcionários nos jogos da Copa do Mundo, colocando música ambiente no setor de produção e, principalmente, tornando o computador mais aberto às opiniões advindas das "sensações" do grupo.

Certamente, houve alguns problemas no começo. Na fábrica, por exemplo, não eram admitidos funcionários negros, simplesmente porque, por ocasião da inserção no programa da imagem de um operário típico, a figura utilizada havia sido de um operário branco. Assim, aproveitou-se o desligamento do computador para também inserir a imagem de um funcionário negro, o que possibilitou a aceitação de pessoas negras nas seleções. Mas um dia um candidato chinês confundiu a máquina e, após algumas dificuldades, ele foi classificado entre os brancos, que era o mais próximo de um oriental que a máquina conhecia. Foi preciso, na próxima desligada da máquina, reprogramá-la. Mais tarde, aconteceu problema semelhante com um candidato filho de índios, o que acabou exigindo uma nova reprogramação. Mas esses problemas já não abatiam os diretores, pois eles sabiam que era um pequeno preço a pagar pelo enorme benefício de descobrir que eles não eram inferiores à máquina. E a partir daí não existia mais, na sua relação com o computador, nenhuma dúvida entre a dependência e a independência, mas uma relação pautada na interdependência harmônica.

Uma nova fase iniciou-se na história daquela empresa. A produção aumentou, a jornada de trabalho diminuiu, os arranjos florais ganharam uma enorme variedade, o desperdício de energia caiu para quase zero, os funcionários trabalhavam felizes, e a diretoria operava em harmonia. O computador continuava lá, importantíssimo para uma série de coisas, mas era "utilizado" com gratidão por todos, em vez de assumir o papel de senhor da casa.

Diretores de outras fábricas passaram a vir de longe para tentar entender o fenômeno, e sentiam-se maravilhados com o ambiente daquela indústria. Havia algo diferente no ar, algo que não sabiam explicar, mas que lhes provocava um bem-estar tão grande que não tinham mais vontade de retornar para suas cidades. Mas, ao ouvirem a história de como tudo aconteceu, não conseguiam acreditar. Afinal, em suas empresas, os programas gerenciadores tomavam conta de tudo, mandavam em todos, e parecia impossível pensar em desligá-los por um minuto que fosse. Por isso, pensavam logo que algo estava sendo escondido, que o verdadeiro truque não havia sido revelado, pois a ideia de desligamento, além de lhes parecer impossível, era algo simples demais, fácil e simplório demais. Como é que, apenas "puxando um fio da tomada", alguns problemas se tornariam apenas ilusórios e se dissolveriam como um torrão de açúcar na água? Mas aqueles que tiveram a coragem de tentar os truques ensinados pelo consultor acabaram descobrindo que o caminho era exatamente aquele...

COMO ESSA HISTÓRIA NOS ENSINA O QUE É MEDITAÇÃO

Nós, seres humanos, possuímos um fabuloso computador, chamado mente, que é potencialmente mais completo, mais eficaz, mais sofisticado e bem projetado que qualquer máquina conhecida. Graças à mente, somos dotados de capacidade de raciocínio complexo, de análise, de organização, de classificação, de comparação, de planejamento, de dúvida, de investigação para tirar a dúvida, enfim, de uma série de capacidades que nos tornam "animais superiores", fazendo do homem um ser privilegiado perante a natureza. Esse computador é programado, dia após dia, desde o nascimento, pelos nossos pais, pela escola, pelas instituições sociais, pelas instituições religiosas etc. Nossa mente é treinada desde a infância e torna-se cada vez mais eficiente na realização de suas (necessárias) funções.

Não falo, neste exato momento, como médico. Não falo, aqui, da mente como ela costuma ser entendida pelos médicos, ou seja, quase como um sinônimo do cérebro; utilizo-me, na verdade, do conceito proposto pelas correntes filosóficas que deram origem a muitas das técnicas meditativas hoje existentes, conceito esse que compreende a mente como o nosso aspecto pensante, analítico e cognitivo.

Com essa mente, assistimos a uma grande evolução. Porém, tanta evolução intelectual, tanto treinamento mental, acabou trazendo, com seus óbvios benefícios, também alguns danos. Como na história da fábrica, em que todos começaram a confundir os limites da máquina, também em nosso meio passou a haver uma confusão sobre o verdadeiro papel da mente. Esta, na verdade, não representa nada mais que uma máquina, que um mecanismo, apesar de espetacular.

Esse mecanismo é obviamente necessário para nós, pois o utilizamos para uma série de coisas. A questão é que, como naquela indústria, nós confundimos absurdamente o seu real alcance. Hoje, pedir a alguém que "desligue a mente" por alguns minutos parece algo absurdo, da mesma forma que pareceu absurda a proposta inicial do consultor aos diretores da empresa, uma vez que a mente parece ser a única coisa que nos rege.

Aliás, nós nos confundimos com a mente, achamos que somos os nossos pensamentos. Na verdade, estamos tão iludidos a respeito do papel da mente, estamos tão "loucos" que, se alguém nos propuser algo assim tão sensato, vamos imediatamente pensar que tal pessoa está fora de si. Por isso é que uma discussão sobre esse assunto entre um meditador antigo e alguém que sequer compreende os princípios da meditação costuma ser tão infrutífera (e engraçada): enquanto um pensa que o outro está meio maluco, a recíproca é verdadeira.

Criamos um paradigma de que "parar é perder". Contudo, por alguns minutos por dia, poderíamos dizer que "parar é crescer".

A meditação consiste, então, em nada mais nada menos que perceber o real papel da mente. E isso foi, por muito tempo, motivo de grande confusão. Em primeiro lugar, porque sempre se falou em "destruir a mente". Mas como destruir um mecanismo do qual precisamos para desempenhar algumas funções? Fala-se, também, em "dominar a mente", mas dominar é comparar poderes, e a comparação é uma tarefa basicamente mental. Outros falam em "analisar a mente"; porém, a análise também é um papel que cabe à mente.

Não se trata de uma questão de análise, mas de percepção. O objetivo da meditação é apenas observar, sem tentar dominar, destruir, julgar, comparar ou analisar. Observar o funcionamento da máquina até perceber como ela é, qual o seu verdadeiro papel, buscando o chamado "espaço meditativo", ou seja, aquele espaço no qual, segundo algumas correntes orientais, não mais existiria a chamada "função ilusória" da mente. Qualquer que seja a técnica de meditação utilizada, trata-se apenas de um caminho para driblar a mente e atingir o estado meditativo. Assim como na história da fábrica, em que o consultor usou alguns truques para desligar a máquina, o meditador também utiliza técnicas para "aquietar a mente".

É assim, como uma técnica, que a meditação vem encontrando espaço dentro da Medicina.

Lembre-se disso: do ponto de vista médico, a meditação consiste apenas na aplicação de uma técnica que induz a um estado modificado de consciência.

A DEFINIÇÃO OPERACIONAL DE MEDITAÇÃO

Durante a fase inicial de estudo da meditação, realizado com vários colegas, procurei uma definição operacional para a meditação. Precisei encontrar uma descrição técnica que abarcasse todas as técnicas de meditação que eu acreditava poder produzir o chamado "estado meditativo". Isso consumiu exatos dois anos de trabalho, até que nós chegássemos a um resultado considerado satisfatório. Essa definição foi publicada (Cardoso *et al.*, 2004) e hoje é utilizada em nossos protocolos de pesquisa.

Pelos critérios que utilizamos, para ser considerado meditação, o procedimento deve conter os seguintes parâmetros operacionais:

Utilizar alguma (1) técnica específica (claramente definida), envolvendo (2) relaxamento muscular em algum ponto do processo e (3) "relaxamento da lógica". Tem de ser um estado necessariamente (4) autoinduzido, utilizando um (5) artifício de "autofocalização".

Assim, vamos analisar item por item dessa definição operacional.

Técnica específica

É preciso haver um procedimento técnico definido de modo claro e regularmente praticado. Não se trata, por exemplo, de simplesmente dizer ao aluno para "sentar e começar a meditar". O facilitador deve apresentar a técnica a ser utilizada, explicando-a com clareza e instando o aprendiz a segui-la com esmero. Os efeitos e a evolução futura são bem diferentes de uma pessoa para outra, mas a técnica inicial, como dizem alguns, parece-se com uma "receita de bolo".

Frequentemente, as pessoas me procuram contando que foram a vários lugares buscando aprender meditação. Às vezes, em um desses lugares, alguém passou horas falando sobre a importância de "encontrar a si mesmo"; outros disseram que "a mente deixaria de existir"; outros, que os meditadores "entrariam em contato com o nada", ou seja, fala-se mais sobre eventuais sensações causadas pelos efeitos da meditação do que sobre a técnica em si.

No entanto, quando a meditação leva ao chamado "estado alterado de consciência", cada pessoa experimenta sensações diferentes, que nem sempre poderão ser previstas por um instrutor. Trata-se de um erro didático muito comum: a preocupação exagerada em tentar descrever efeitos acaba por negligenciar o ensino da técnica, e *a técnica é o mais importante*. O que produz eventuais efeitos é *uma aplicação o mais primorosa possível da técnica*, não uma descrição poética de possíveis sensações. Aplicar bem a técnica é meditar. A vivência de várias sensações ocorre de forma diferente, em tempos diversos, e com consequências distintas, que variam de pessoa para pessoa.

Relaxamento muscular

Durante o processo, ou em algum momento dele, instala-se um estado de relaxamento psicofísico chamado por alguns autores norte-americanos de *relaxation response*. Do ponto de vista operacional, podemos dizer que tal estado sempre envolverá o relaxamento muscular, por isso ele é o item aqui utilizado, por ser o parâmetro de mais fácil aferição técnica, em estudos acadêmicos, durante esse tipo de resposta corporal.

Tanto nas formas passivas de meditação quanto nas ativas, em algum momento da técnica há um relaxamento psicofísico bem determinado. Esse relaxamento coincide com o que alguns denominam de "estado alterado de consciência".

Na verdade, esse "estado alterado" é mais que uma "alteração na consciência". Ele está ligado a um estado psicofísico que vem sendo estudado pela ciência desde o início da década de 1970. As pesquisas têm caracterizado um "relaxamento da mente" chamado de redução do alerta. Além disso, também mostram uma diminuição do metabolismo corporal. Para que se tenha uma ideia, são necessárias horas de sono para obter o mesmo grau de redução do metabolismo que um meditador experiente consegue após quinze ou vinte minutos de prática.

Relaxamento da lógica

Basicamente, o chamado "relaxamento da lógica" estaria ligado aos seguintes fatores:

- Pretender "não analisar" (não tentar explicar) os eventuais efeitos psicofísicos.
- Pretender "não julgar" (bom, ruim, certo, errado) os eventuais efeitos psicofísicos.
- Pretender "não criar expectativa" de qualquer tipo em relação ao processo.

Em um primeiro momento, pode soar estranho dizer que "relaxar a lógica" é "pretender" alguma coisa. Afinal, "pretender" exige atenção, intenção e lógica. Especialmente porque alguns estudos com mapeamento cerebral têm demonstrado que, na primeira fase de um exercício meditativo, há um aumento na atividade do córtex pré-frontal, área no cérebro relacionada a funções como atenção, planos, expectativas etc. Então, como poderia ocorrer um "relaxamento da lógica" quando parece haver uma ativação de regiões do cérebro altamente relacionadas com ela? Este, porém, talvez seja o mais sutil de todos os aspectos envolvidos na meditação, o seu mais curioso aspecto do ponto de vista científico.

Outro trabalho publicado (Cardoso, 2007) tenta explicar esse aparente paradoxo. Na minha opinião, manter a "âncora" (o artifício de autofocalização utilizado quando se medita) exige um considerável esforço do aprendiz nas primeiras vezes em que ele tenta meditar. Na verdade, toda a atividade lógica é "concentrada" e dirigida a um único objetivo: manter a "âncora". É como colocar toda sua gigantesca atividade cerebral completamente focada em um ponto mínimo — é como *colocar o mundo sobre uma cabeça de alfinete*. Se a meditação tivesse algum grande segredo, sem dúvida seria esse. Vista por esse prisma, a "âncora" nada mais seria que uma formidável concentração da lógica — e ela mesma levaria a um "relaxamento da lógica".

Estado autoinduzido

Trata-se de um método terapêutico ensinado pelo facilitador mas aplicado pelo próprio indivíduo. Deve ser, por exemplo, perfeitamente exequível de ser reproduzido em casa, sem a presença do orientador. Neste caso, não se alimenta nenhuma relação de dependência entre instrutor e aprendiz.

Nem mesmo na primeira vez o aprendiz deve ser ajudado *durante* a técnica. Ele pode — e deve — ser orientado *antes*.

Durante meus estudos sobre algumas correntes filosóficas, tive a oportunidade de assistir a casos em que, ao se tentar ajudar um aprendiz em seu primeiro exercício meditativo, acabou por se instalar um claro transe hipnótico, não um "estado alterado de consciência" típico da meditação.

Os principais estudos científicos que caracterizaram o estado psicofísico resultante da meditação foram realizados em indivíduos que praticavam técnicas autoinduzidas. Portanto, para que se obtenham tais estados, é necessário que se ensine detalhadamente uma técnica ao principiante e deixe que ele a pratique. Depois do exercício, o instrutor pode discutir com o aluno algumas dificuldades que eventualmente tenham surgido durante a prática e reorientá-lo quando necessário. Mas nunca se deve interferir durante o exercício, a não ser em situações extremas, como um mal-estar físico importante.

Artifício de autofocalização ("âncora")

Utiliza-se algum foco de concentração ("âncora positiva") ou de "desligamento" ("ancora negativa") para evitar torpor, sono, estado de transe etc.

Essa autofocalização está presente em todas as técnicas que reconheci como meditação.

Quando o discípulo hindu foca toda sua atenção na respiração, ele está utilizando uma "âncora". Quando um meditador utiliza um som (frequentemente denominado mantra) no qual mantém seu foco, ele está utilizando uma "âncora". Quando um monge vietnamita medita caminhando, focado na contagem dos passos e na planta dos pés, ele também está utilizando uma "âncora".

Algumas técnicas mais sutis utilizam aquilo que costumo chamar de "âncora negativa", "âncora de ausência de âncora" ou "âncora do vácuo". Seria como manter toda a atenção no esforço de não manter a atenção em nada. O aprendiz procura manter a mente silenciosa, porém sem um foco específico. Por exemplo, diante de um barulho, a mente dirige-se espontaneamente para prestar atenção, interpretar, julgar o ruído. Nas técnicas com "âncora positiva" (as mais comuns), o aluno volta a ficar centrado no foco predeterminado — e deixa de se envolver nos pensamentos gerados pelo barulho. Na "âncora negativa", quando o praticante percebe que a mente deixou o "vácuo" e envolveu-se com o barulho, ele, de forma sutil, deixa o barulho e volta para o vácuo. No entanto, de qualquer forma, existe uma âncora em todas as técnicas de meditação: seja visual ou sonora, seja "positiva" ou "negativa", sempre existirá uma âncora.

Meditar sem a âncora seria, simplesmente, sentar e estar imediatamente em "estado alterado de consciência". Acredito até que alguns indivíduos teriam essa capacidade inata, mas estes são raros, muito raros. Esses indivíduos, na verdade, nem mesmo meditariam. Eles já estariam constantemente em estado meditativo. Em culturas orientais, eles são comumente chamados de "iluminados". Porém, este livro não está sendo escrito para "iluminados", mas para aqueles que pretendem aprender a meditar. E estes precisam fazê-lo a partir de uma técnica adequada.

A âncora, junto com o relaxamento da lógica, compõe o que podemos chamar de "dueto primordial" da meditação. Assim funciona uma técnica meditativa: o praticante foca na âncora, e com isso relaxa a lógica (vai deixando de se envolver nas sequências de pensamentos); depois, percebe-se "tomado" por algum outro pensamento, ou seja, perdeu o relaxamento da lógica; em seguida, abandona esse novo pensamento e volta a focar na âncora; com isso, obtém novo momento de relaxamento da lógica; mais tarde, volta a se envolver em outro pensamento e perde novamente a âncora e, consequentemente, o relaxamento da lógica; volta a deixar esse novo pensamento ir embora e focar na âncora; e o ciclo se inicia mais uma vez, e outra, e mais outra. Esse ciclo de focar na âncora, relaxar a lógica, perder a âncora, voltar à lógica, focar novamente na âncora, relaxar mais uma vez a lógica etc. é o ciclo típico de um exercício meditativo. Quem compreender esse "dueto" em ação nunca mais deixará de entender como se operacionaliza uma técnica meditativa.

O RECONHECIMENTO INTERNACIONAL DESTA DEFINIÇÃO

Desde a sua publicação a definição operacional tem sido citada em diversos capítulos de livros e em artigos acadêmicos. Além disso, também vem sendo referência para monografias de mestrado ou doutorado de várias instituições, tais como Universidade da Flórida (Kurtzman, 2005), Universidade de Loyola (von Thomsen, 2005), Universidade Louis Pasteur (Shaijarernwana, 2007), dentre outras.

Em 2005, foi utilizada pelo NIH (National Institutes of Health) americano, ao apresentar a meditação em uma publicação oficial (NCCAM/NIH, 2005).

Dois anos depois, em 2007, foi citada por outro importante órgão americano (AHRQ - Agency for Healthcare Research and Quality) de forma contundente, quando Maria Ospina e outros pesquisadores revisaram extensamente o tema e afirmaram:

[...] As definições geralmente focam os aspectos fenomenológicos da prática da meditação e, com exceção de [artigo de] Cardoso et al., raramente descrevem os componentes práticos e físicos necessários com detalhamento suficiente para que possam ser compreendidas como uma definição operacional de meditação...

Trata-se do reconhecimento internacional às ideias das quais o nosso leitor já usufrui desde a primeira edição deste pequeno livro.

QUAL O OBJETIVO FINAL?

É claro que, quando se fala sobre a definição operacional da meditação, logo vem uma próxima pergunta: mas qual é o objetivo disso? Aonde vamos chegar com isso?

Na verdade, dentro da medicina comportamental, a meditação está entre aqueles procedimentos que atuam por meio de um chamado "estado alterado de consciência", ou seja, um estado no qual o indivíduo apresenta um tipo de consciência diferente da vigília (nome dado ao estado habitual em que permanecemos quando não estamos dormindo), diferente do sono e do estado induzido por algumas medicações psicotrópicas. Outro exemplo (já bem conhecido) de estado alterado de consciência seria a hipnose, na qual o indivíduo não está dormindo, mas também não apresenta um estado de consciência semelhante ao da vigília.

Na meditação, a principal manifestação psíquica que prenuncia esse estado alterado é o relaxamento da lógica.

Quando a lógica "relaxa", o praticante presencia outro estado de consciência, que alguns chamam de "estado de autopercepção não sensorial".

Talvez seja difícil entender como pode existir uma autopercepção não sensorial. Afinal, parece que tudo que percebemos o fazemos por meio dos sentidos. Costumamos perceber algo quando o vemos, tocamos, ouvimos, e assim por diante.

No entanto, vamos imaginar que estamos andando na rua e, de repente, nos percebemos pensando em algo (um fato, uma pessoa etc.). Nesse momento, estamos tendo uma experiência de autopercepção não sensorial. Mas esse é o tipo de autopercepção que conhecem os meditadores experientes? Certamente, não. Esse exercício utiliza a lógica, e a prática da meditação leva, como já dissemos, ao relaxamento da lógica. O meditador percebe-se sem a participação dos sentidos — e, ainda mais, sem a participação da lógica. Não se trata de sentir-se nem de perceber-se analiticamente. Trata-se apenas de perceber-se — isso e tão somente isso. É, em resumo, um *estado de autopercepção não sensorial sem a participação da lógica*". Um estado de pura existência. Porém, explicar isso com palavras, por meio da lógica, vai ficando cada vez mais difícil. Na nossa historinha no início deste capítulo, seria como tentar explicar ao computador o sentimento dos operários.

Por isso se diz, em meditação, que é preciso praticá-la para entendê-la. Por isso se diz que a meditação, em última instância, não tem teoria. Ela é pura prática.

Qual o objetivo final? Qual o objetivo último? Qual a instância derradeira da meditação? Eu não saberia responder. Mas hoje me parece claro que, atingindo a "autopercepção não sensorial sem a participação da lógica", ou seja, atingindo um estado que alguns chamam de "pura existência", cada um conhecerá esse objetivo, talvez único em cada pessoa, talvez individualizado. Particularmente, acredito que, se existem missões de vida, como muito se fala nos dias atuais, a percepção verdadeira dessa missão estaria, para cada um, em algum ponto além (ou a partir) desse "estado de pura existência".

... 4 ...

Os tipos de meditação

Quando se pensa em meditação, logo se imagina alguém sentado, quietinho, com as pernas cruzadas, mantendo as mãos em alguma posição estranha e entoando um som esquisito. No entanto, nem sempre é assim, pois existem muitas formas de meditação.

Basicamente, podemos dividir as técnicas de meditação em passivas e ativas.

As passivas são aquelas classicamente conhecidas, nas quais o meditador assume determinada postura e permanece nela. Para um observador externo, as técnicas passivas parecem todas iguais, mas existem dezenas de variações, com efeitos igualmente distintos. A técnica passiva é como uma flechada diretamente no alvo, mas para isso o braço já precisa estar firme, o arco deve manter-se completamente imóvel, a respiração do arqueiro precisa estar bem controlada — e tudo isso exige certo grau de preparo do qual nem todos dispõem.

Por outro lado, algumas pessoas têm a mente tão agitada que simplesmente não conseguem ficar paradas; alguns, quando param, têm até a sensação de que vão enlouquecer, e então desistem de meditar. Para essas pessoas, as técnicas ativas são mais indicadas, pois costumam permitir um movimento repetitivo durante toda a meditação — "distraindo a mente" por meio do movimento — ou propiciar uma atividade catártica — como dançar ou gritar, "jogando para fora" toda aquela energia acumulada —, seguida da postura serena e em silêncio.

No entanto, sendo mais específicos, poderíamos classificar os tipos de meditação da seguinte maneira:

Meditações ativas catárticas	Base física (foco eminentemente físico). Base emocional (foco eminentemente emocional). Base mental (foco eminentemente mental).
Meditações ativas de movimento	Devocionais (movimentos de cunho místico-religioso). Programadas (movimentos repetitivos e sequenciais). Espontâneas (movimentos não programados).
Meditações passivas concentrativas	Devocionais (foco de cunho místico-religioso). Sons (emissão de som como "âncora"). Fixação ("âncora" em ponto físico). Visualização ("âncora" em foco imaginário). "Naturais" (foco preexistente [por exemplo, a própria respiração]).
Meditações passivas perceptivas	Pós-catarse. Pós-concentração. Devocionais. Harmonização. Testemunhal.
Técnicas mistas	Combinação variada das técnicas anteriores.

MEDITAÇÕES ATIVAS CATÁRTICAS

As meditações ativas catárticas iniciam-se com algum artifício que permita liberar ("colocar para fora") conteúdos emocionais reprimidos. São subdivididas em três categorias: as de base física, as de base emocional e as de base mental, que variam de acordo com o artifício utilizado para a catarse. Na verdade, durante essas técnicas, a própria âncora (autofocalização) será, ao mesmo tempo, o instrumento de catarse.

As técnicas catárticas de base física utilizam uma atividade corporal intensa qualquer (por exemplo, corrida ao ar livre), realizada até quase a exaustão. As de base emocional costumam reproduzir reações habitualmente ligadas a emoções intensas (por exemplo, o choro provocado) e mantê-las por tempo suficiente para levar à catarse. Já as de base mental partem de alguma atividade que acelere o raciocínio até um ponto de descontrole (por exemplo, gritar palavras desconexas incessantemente).

De modo geral, as meditações catárticas acabam por cair na categoria das técnicas mistas, uma vez que, após o efeito inicial, já se aproveita o estado de relaxamento pós-catártico para a aplicação de um exercício meditativo passivo.

MEDITAÇÕES ATIVAS DE MOVIMENTO

Nas técnicas ativas de movimento, usa-se o movimento corporal como âncora. Nessa categoria, no entanto, não se pretende chegar à catarse. Quando tiver origem em alguma tradição místico-religiosa, tal movimento pode ser de cunho devocional (por exemplo, a reverência da prece maometana). Fala-se em técnica de movimento programado quando, para obter um estado alterado de consciência, utiliza-se um tipo de movimentação corporal predefinida e repetitiva (por exemplo, caminhada ou giro sobre o próprio eixo), por tempo suficiente para obter o efeito desejado.

Algumas técnicas de movimentação espontânea lançam mão de movimentos corporais não planejados e não repetitivos, obtidos com a utilização de algum outro artifício paralelo (por exemplo, movimentos espontâneos durante a música). Assim como as técnicas catárticas, as variantes ativas de movimento costumam evoluir para os tipos passivos assim que se alcance o relaxamento psicofísico.

MEDITAÇÕES PASSIVAS CONCENTRATIVAS

Mais frequentes na literatura médica, as técnicas passivas concentrativas utilizam uma âncora (artifício de autofocalização) que permite "concentrar" toda a atividade mental em um único foco, evitando a formação de sequências de pensamentos e obtendo o relaxamento da lógica. Subdividem-se, de acordo com o foco empregado, em: devocionais, de sons, de fixação, de visualização e "naturais".

As técnicas chamadas devocionais partem de algum foco de cunho místico-religioso (por exemplo, olhar ou imaginar o rosto de Buda, ou Jesus). Outras utilizam a articulação repetitiva de sons predeterminados (por exemplo, o Om). Outras, ainda, partem da fixação visual em determinado ponto ou figura (por exemplo, um pequeno disco afixado à parede).

Nas variantes ditas de visualização, o meditador usa como âncora alguma figura imaginária (por exemplo, um tranquilo lago no campo). Porém, não devemos confundir essas técnicas com a terapia de imaginação criativa: na meditação, a figura imaginária não tem movimento, ou tem movimento repetitivo e invariável, com o objetivo de manter o relaxamento da lógica.

Existem ainda os focos "naturais", que utilizam uma âncora contida nas funções corporais (por exemplo, concentrar-se na passagem do ar dentro da narina durante a própria respiração).

MEDITAÇÕES PASSIVAS PERCEPTIVAS

As técnicas passivas perceptivas, usualmente empregadas após as variedades catárticas, não têm uma âncora definida. Nessa modalidade, a âncora procura manter o próprio relaxamento da lógica observando a si mesmo, sem lógica, sem julgamento e sem expectativa. Essas técnicas são mais conhecidas como *mindfulness meditation*. Consistem, simplesmente, em assumir uma posição física determinada e "permitir-se" o relaxamento psicofísico almejado. Embora à primeira vista pareçam fáceis de praticar, o misto de objetividade e sutileza do processo psíquico gera algumas dificuldades em meditadores principiantes.

… 5 …

Dificuldades iniciais

Em meus *workshops* sobre meditação, sempre me perguntam quais são as dificuldades mais recorrentes de quem vai começar a meditar. Por isso, reuni neste capítulo as respostas para as dúvidas mais frequentes dos iniciantes.

Quase sempre, as perguntas são as seguintes:

- Como vou conseguir ficar parado?
- Como é possível "não pensar em nada"?
- É necessário criar um ambiente para meditar? Qual o ambiente ideal?
- Por quanto tempo devo meditar? Como marcar o tempo? Quantas vezes por dia devo praticar meditação?
- Perdi a âncora várias vezes. Será que um dia vou conseguir?
- Eu dormi ou meditei?
- Devo suportar a dor durante a meditação?
- É preciso tudo isso? Não costumam dizer que meditar é um estado de espírito, e não uma técnica?

FICAR PARADO PARA MEDITAR

Um dos principais argumentos que muitas pessoas utilizam para não fazer aulas de meditação é a dificuldade que encontram quando tentam ficar paradas. Daí a célebre frase: "Eu, ficar parado, sem poder me mexer e sem pensar em nada? Impossível!"

No entanto, para conseguir ficar parado é preciso, antes de tudo, entender o que é o movimento incessante, que é a causa da agitação corporal da maior parte das pessoas.

Se pensarmos bem, é fácil entender que, com exceção de algumas situações médicas específicas (convulsões e paralisia, por exemplo), agitação mental e agitação corporal estão em íntima relação, ou seja, uma é consequência direta da outra. Faça uma experiência traçando o caminho inverso: agite repetidamente o corpo de alguém por um ou dois minutos; certamente, tal pessoa estará mentalmente agitada ao final desse tempo.

Se entendermos esse princípio, fica óbvio que a agitação corporal mostrada por algumas pessoas antes da meditação não passa de um fenômeno eminentemente mental.

Mas na compreensão desse fenômeno reside uma esperança: manter o corpo parado também pode ser uma maneira de acalmar a mente. Assim como a partir de certo nível de agitação mental inicia-se a agitação corporal, a partir de certo tempo de quietude corporal a mente começa a reduzir sua frenética produção de pensamentos.

Além disso, quanto mais perto está a mente de se acalmar, mais difícil parece continuar parado. Imagine que você está no fundo de um lago e precisa subir logo à superfície para respirar. Ora, à medida que você começa a subir, o anseio pelo ar, que está logo acima da superfície, aumenta gradualmente. Quando você estiver bem perto da superfície, esse anseio será enorme. Quando faltar uma distância mínima, ele será máximo.

Algo semelhante ocorre em relação ao movimento durante a meditação. Quanto mais próximo se está de uma "camada mais densa de consciência", de um maior "silêncio interior", mais difícil é permanecer parado. Por isso, quanto mais insuportável for não se mexer, mais próximo você estará de uma camada mais profunda de si mesmo. Se você resistir ao "desespero por movimento" e continuar parado, haverá um momento em que, como num passe de mágica, você mergulhará em um estado claramente mais calmo, mais sereno. É interessante notar que você não perceberá estar entrando em um espaço mais silencioso; quando você notar, já estará lá.

Passado algum tempo, tudo estará pronto para mais um "mergulho", para a visita a um espaço ainda mais silencioso... E o anseio pelo movimento recomeçará, até atingir novamente um ponto máximo, pouco antes de o meditador chegar à próxima camada.

Uma sequência típica de pensamentos/sensações seria a seguinte:

1) "Ai! Que posição mais incômoda!"
2) "Estou muito nervoso para parar agora."
3) "O que é que eu vim fazer aqui?"
4) "A minha perna está doendo!"
5) "Acho que estou ficando triste, meio deprimido..."
6) "Que ridículo! Tomara que ninguém me veja fazendo esta palhaçada!"

7) "Nossa! Está ficando bom este troço! Estou animadíssimo. Meu corpo deseja movimento."
8) "Meu Deus! Que paz incrível! Que sensação maravilhosa! Acho que vou chorar de felicidade. Quero pular de alegria!"
9) "Estou me tornando diferente. Acho que sou um ser superior ou algo assim! Deveria me levantar e ensinar essa técnica aos outros."

De forma análoga à historinha do Capítulo 3, poderíamos dizer que os diferentes pensamentos/sensações que tentam provocar movimentos seriam gerados pelo nosso "computador mental" como defesa, no momento em que ele acha que pode morrer. Outro aspecto interessante é que, quando falham as ideações negativas (exemplos 1 a 6), a mente começa a apelar para as formas positivas (exemplos 7 a 9). Todas elas, porém, têm o mesmo objetivo: provocar movimento e impedir o mergulho em zonas mais densas de consciência, em espaços mais silenciosos.

Pode-se dizer que, em média, são necessários aproximadamente dez minutos para que o anseio pelo movimento comece a desaparecer, para que as "ondas" fiquem cada vez menores e mais espaçadas, para que a técnica de meditação comece a exercer seus principais efeitos.

Lembre-se: a dificuldade de ficar parado pode ser bem mais que uma aparente barreira para um meditador. Ela pode ser o sinal de que se está no caminho certo.

NÃO PENSAR EM NADA...

Sem dúvida, o aspecto que causa maior resistência quando se fala em meditar diz respeito à velha história de "não pensar em nada". Imediatamente, vem à tona aquela frase clássica: "Eu, ficar parado, sem poder me mexer e sem pensar em nada? Impossível!"

O primeiro esclarecimento que se faz necessário é o de que o folclórico preceito de que o meditador "não pode pensar em nada" é, em nossa opinião, fruto de uma falha didática no ensino da meditação. Afinal, ao longo dos anos, muitos professores de meditação realmente falavam isso: "Simplesmente sente, observe sua respiração e não pense em nada".

Na verdade, "não pensar em nada", mesmo entre as correntes místico-filosóficas que utilizam essa expressão, seria a última das consequências de uma prática meditativa regular. Antes disso, inúmeros outros benefícios poderiam surgir, muitas etapas poderiam ser vivenciadas, vários conteúdos emocionais poderiam vir à tona, enfim, muita coisa poderia acontecer. A propósito, diríamos que o anseio por uma "mente vazia" pode ser a causa de uma "mente cheia", uma vez que a expectativa é um dos "combustíveis mentais" mais ativos que se conhece.

Para entender melhor essa falha didática, basta imaginar-se ensinando uma criança a ler dizendo: "Simplesmente abra o livro, leia com fluência e sinta toda a intensidade desse texto". É claro que a criança vai olhar para você como quem olha para um louco.

Na experiência meditativa ocorre algo semelhante, só que ao contrário. Nossa mente de ocidentais do século XXI está acostumada a buscar raciocínios cada vez mais complexos, até o ponto em que se perde nas próprias conjecturas e começa a girar em círculos. A experiência meditativa, no entanto, é um estado tão simples, tão despojado de raciocínio, tão natural, que é impossível para a mente entendê-lo. Seria como tentar fazer um computador entender o que acontece durante o momento em que se promove um *shut down*, em que se desliga a máquina, para depois tornar a ligá-la, a fim de fazê-la voltar a funcionar de forma equilibrada. Na prática, quando queremos desligar provisoriamente um computador, utilizamos uma programação que provocará a ação desejada. Da mesma forma, utilizamos na meditação uma técnica que, mais cedo ou mais tarde, acabará provocando um *shut down* na nossa "máquina mental".

Dizer a alguém: "Simplesmente sente, observe sua respiração e não pense em nada" é falar sobre um presumível objetivo final. É como dizer ao aluno de natação: "Simplesmente nade"; ou ao aluno de dança: "Simplesmente dance". Quase nunca funciona, embora quem fale assim possa estar tentando mostrar que tais habilidades já estão dentro de você, que elas na verdade foram apenas eclipsadas pelo aprendizado, ou melhor, pela deformação de aprendizado ocorrida ao longo dos anos.

Quando os antigos monges ou iogues lidavam com pessoas mais simples, acostumadas a viver mais próximas da natureza, com hábitos singelos, era mais fácil dizer: "Simplesmente sente, observe sua respiração e não pense em nada". Hoje, isso é bem mais complicado, embora a mensagem, em essência, esteja correta. A coisa, na verdade, é extremamente simples; tão simples que para alguns pode até parecer loucura.

Atualmente, precisamos utilizar técnicas mais "sofisticadas", mais "complexas", porque uma mente "elaborada" só valoriza um procedimento igualmente "elaborado".

Quando se sugere uma opção muito simples, muito próxima do objetivo final, o aprendiz acha que o seu instrutor está ficando meio louco, tem a impressão de que ele próprio vai enlouquecer, ou (pior de tudo!) até consegue produzir, com sua mente hipertrofiada, uma espécie de auto-hipnose, um falso estado de "mente vazia", uma ilusão magnífica, uma sensação de "iluminação iminente", e com essas "válvulas de escape" continua se enganando, sofrendo, ou achando que meditar é algo para alienados ou desequilibrados.

Por isso, não se preocupe em "não pensar em nada"; apenas escolha um bom orientador, se entregue totalmente à técnica e deixe que ela faça o resto.

Mas é claro que a mente não vai deixar de produzir pensamentos continuamente, em ritmo vertiginoso. Então, como lidar com eles?

A questão básica é aprender a observar e perceber que a mente costuma produzir, sozinha, apenas o pensamento inicial de uma sequência; o restante é obra sua. Imagine-se meditando e vindo um pensamento do tipo "...A conta de luz...", e você forma o restante da sequência:

1) "... A conta de luz..."
2) "... Ei! Preciso pagar a conta de luz..."
3) "... Acho que vou ao banco tal..."
4) "... Acho que dá para aproveitar o horário do almoço..."
5) "... Como é difícil estacionar ali..."
6) "... Será que vai dar tempo?..."
7) "... Acho que na rua de trás devo encontrar uma vaga..."

Perceba que, partindo de um pensamento original produzido, você montou uma corrente de pensamentos, juntando os elos um por um, e foi em frente, "ao sabor do vento", ou melhor, à mercê da sua mente. Esse é um bom exemplo de atividade mental desnecessária, pois, em vez de lhe ajudar, naquele momento ela está atrapalhando a sua prática de meditação. Na verdade, quando alguns iogues cometiam o erro didático de falar em "... dominar a mente...", eles queriam se referir à condição (ideal) em que você usa a sua mente, mas não é mais "usado" por ela.

Assim, quando estiver em atitude meditativa de observação, sua mente não estará vazia, pois ela foi tão treinada (hipertrofiada) que mais parece uma usina atômica de produção de pensamentos. Quando surge um pensamento, o artifício técnico consiste em "deixá-lo passar", como o céu azul simplesmente deixa passar uma nuvem branca e volta a ser azul; como o profundo oceano simplesmente deixa passar uma onda na superfície e volta a ser calmo; como a densa árvore simplesmente deixa passar o vento que agita suas folhas e volta a ser densa; como o vidro simplesmente deixa passar a luz, de qualquer cor que seja, sem nunca deixar de ser apenas um vidro transparente, sem cor.

Não se trata de travar uma luta contra os seus pensamentos, mas de "soltar", "largar", "deixar ir embora".

Como seria de esperar, no início é difícil, para o homem contemporâneo, "simplesmente deixar os pensamentos passarem". E é por isso que costumamos utilizar um artifício, um truque qualquer, que focalize a mente em um ponto, na tentativa de diminuir sua produção frenética de conteúdos. Chamamos isso de *artifício de autofo-*

calização ou, mais comumente, de "âncora". Na âncora deve ficar toda a atenção do meditador, toda a sua energia mental. A cada técnica que ensina, o instrutor costuma também ressaltar qual será a âncora utilizada naquela técnica em particular.

Há vários tipos de âncoras, muitos truques para focalizar a atenção, e exemplificamos alguns deles a seguir:

- Foco na respiração abdominal (região do umbigo).
- Foco na respiração (ar passando pelo nariz).
- Foco na região do plexo solar (a parte mais alta do abdome, à frente do estômago, que algumas tradições chamam de *hara*).
- Foco na região abaixo do umbigo (algumas tradições conhecem por "centro instintivo").
- Foco na região do centro do peito ou do coração (que algumas tradições denominam de "centro emocional").
- Foco entre as sobrancelhas (olhos fixos e convergentes).
- Foco em algum tipo de som (ou música).
- Foco em algum ponto da parede (ou de um desenho).
- Foco em uma contagem silenciosa e repetitiva.
- Focos mistos (dois ou mais) e simultâneos.

Caso você acabe sendo arrebatado por uma sequência de pensamentos, tudo bem. Assim que perceber que está "voando para longe", desligue-se dessa sequência, "deixe passar", "largue" os pensamentos e volte para a sua âncora. Lembre-se de que tal artifício é passivo, não ativo. Não é um "esforço para largar", mas um "desprendimento do segurar". Imagine que você está segurando um guarda-chuva no meio de uma ventania e vai sendo levado pela força do vento. Basta relaxar, soltar os músculos dos dedos, abrir a mão, e o guarda-chuva irá embora sem você — não é uma questão de esforço, mas de desprendimento.

Não fique nervoso porque se envolveu em seus pensamentos. Não reaja com raiva. Essas são atitudes de intensa ação mental que vão produzir outra sequência de pensamentos. Ao perceber-se envolvido em uma sequência mental, simplesmente "largue", "solte" e volte para sua âncora.

Caso se distraia com algum ruído do ambiente, tudo bem. Quando perceber que isso ocorreu, simplesmente volte para a âncora.

Outro aspecto fundamental: evite julgar o que quer que seja!

Há ocasiões em que, ao surgir um pensamento, surge também, quase automaticamente, um julgamento, uma interpretação, uma classificação do conteúdo desse pensamento. Algumas dessas situações são exemplificadas a seguir:

Conteúdo	Interpretação
Emoções menos expressivas	"Acho que estou ficando triste."
Excitação física	"Isto está errado, não pode ser meditação."
Relaxamento intenso	"Que maravilha, estou quase lá."
Desprendimento de valores	"Estou me tornando 'iluminado'."
Sensação de grande presença	"Estou encontrando Deus (ou os mestres)."
Pensamentos incessantes	"Não consigo, nunca conseguirei..."

Lembre-se de que a interpretação, a classificação e o julgamento são funções eminentemente mentais que só fazem produzir uma quantidade ainda maior de pensamentos em sequência. Por isso os instrutores de meditação, ao longo dos séculos, sempre ensinaram a chamada "observação sem julgamento", ou seja, observar a si mesmo sem expectativa, sem querer nada, sem esperar nada, sem buscar nenhuma emoção específica — e, sobretudo, sem interpretar (nem tentar impedir ou ajudar) o que quer que aconteça.

O AMBIENTE PARA A MEDITAÇÃO

Poderíamos dizer que meditar nada mais é que praticar uma técnica. Na verdade, costumo classificá-la tecnicamente em "intervenção comportamental".

Imaginem uma bailarina que consegue, durante sua apresentação, girar várias vezes em torno do seu próprio eixo, sem cair, e depois continuar dançando. Alguns diriam que se trata de uma espécie de magia ou coisa parecida. Contudo, nós sabemos que se trata de uma técnica. Ela foi ensinada a utilizar essa técnica, praticou-a regularmente e, afinal, obteve um efeito: girar durante a dança de maneira natural, sem cair nem parecer ficar tonta. Poderíamos dizer que seu giro "flui naturalmente" durante a coreografia.

Essa bailarina, hoje, é capaz de girar em qualquer tipo de solo, na presença de qualquer ruído ambiente e com qualquer tipo de luminosidade. A técnica está dominada. É passível de repetição em qualquer circunstância.

O ambiente pode até ajudar, mas já não é fundamental. Porém, nas suas primeiras aulas, foi preciso um ambiente adequado. Seu professor de dança buscou um solo firme, de aderência controlada, em ambiente silencioso, com uma música adequada, para minimizar suas dificuldades de principiante.

Da mesma maneira, entendemos que, para o principiante, o ambiente para a prática da meditação é importante. Deve-se buscar um local tranquilo e silencioso, sem odores fortes. Todos devem saber que o meditador não deve ser interrompido.

Imagens de significado espiritual não são exigências para esse ambiente, mas também não são proibidas. Incensos ou aromatizadores não são apetrechos básicos, tampouco proibidos. Uma música instrumental suave também não faz parte da técnica, apesar de não ser algo proibido.

Se puder — e se quiser —, monte um ambiente seu, um ambiente que "se pareça com você". Quando não for possível ter um quarto só para isso, tenha um canto da casa, para o qual você possa levar alguns objetos (não necessariamente religiosos) que o façam sentir-se melhor durante a meditação. Tenho percebido que esse aspecto ritual contribui muito para a persistência da prática, especialmente nos primeiros meses.

Depois de algum tempo, geralmente algo em torno de seis meses a um ano, sua prática já estará bem estabelecida e você começará a ficar independente do local. Já poderá meditar em qualquer lugar: no terraço do seu edifício, no banco do passageiro do seu carro, no vagão do metrô, no quarto de hotel, no banco da praça etc. A técnica já estará dominada. Você já terá feito muito exercício de "manter a âncora" e não será mais facilmente envolvido pelos estímulos físicos do ambiente. Porém, quando meditar no seu ambiente particular, perceberá uma diferença.

QUANTO TEMPO E QUANTAS VEZES

Outra pergunta frequente relaciona-se com a duração de uma prática.

Costumo explicar que a duração pode ser extremamente variada: depende da técnica, da experiência do meditador, do tempo disponível etc.

Todavia, é difícil obter um efeito adequado em menos de quinze minutos. Porém, o tempo é um fator limitante para os principiantes, que têm dificuldade com técnicas mais longas. Assim, costumo recomendar, pelo menos nos primeiros doze meses, um tempo nunca inferior a quinze e nunca superior a vinte minutos de prática. Mesmo para aqueles que não se sentem incomodados com técnicas mais longas, recomendo "educar" a mente com um tempo definido de prática que não ultrapasse os vinte minutos, pelo menos no primeiro ano de exercício.

Quantas vezes por dia? Costumo responder: pelo menos uma, no máximo duas.

Menos de uma prática diária dificulta muito o progresso. Todos os trabalhos que estudam os efeitos da meditação têm percebido que tais efeitos são encontrados apenas naqueles indivíduos que a praticam regularmente. Meditar não é um ato eventual, nem um *hobby* de fim de semana, nem uma ação episódica entre amigos. É preciso praticar todo dia. Entre traçar um programa para **tentar meditar** duas vezes por dia e **conseguir meditar** uma vez por dia, é preferível a segunda opção. Lembre-se: a prática cotidiana continuada é o caminho que trará os efeitos da meditação. Não praticar e ficar esperando os efeitos seria como aquele aluno na academia de ginástica que não pratica a série de exercícios abdominais recomendada pelo professor e reclama diante do espelho do seu abdome mal definido. Não existe mágica. Existe prática regular e, depois de algum tempo, resultados.

Outra dúvida frequente é como marcar o tempo durante uma prática. Para isso existem algumas possibilidades. Pode-se utilizar uma música (sempre instrumental e suave, de andamento lento, com poucas variações) que tenha duração de, no mínimo, quinze e, no máximo, vinte minutos. Pode-se solicitar a alguém que, passado esse tempo, bata suavemente na porta ou o avise em voz baixa: lembre-se de que seus sentidos estarão mais sensíveis e que esse aviso deverá ser suave, calmo. Também é possível utilizar um despertador, de preferência envolto em um pano ou dentro de um armário ou gaveta, pois seu ruído parecerá bem maior ao final de uma prática de meditação.

De qualquer forma, recomendo sempre marcar um tempo determinado; e esse tempo, idealmente, deve variar entre quinze e vinte minutos. A mente do meditador iniciante precisa ser educada de duas formas: a primeira, com o exercício continuado de "âncora", habituando-o a liberar-se gradativamente das sequências de pensamento; a segunda, com um tempo determinado, evitando "viagens da imaginação", ou seja, os devaneios que com frequência ocorrem entre os principiantes. Tenho percebido que, quando não se limita o tempo nos primeiros meses de prática, corre-se o risco de derivar o exercício para a chamada "imaginação criativa" (também chamada de "imageria" ou "imagética"), configurando outra técnica comportamental que utiliza a lógica para auxiliar a cura por meio da imaginação, cujos efeitos e utilidade são bem interessantes, mas não se trata de meditação.

PERDI A ÂNCORA VÁRIAS VEZES. SERÁ QUE VOU CONSEGUIR?

Muitos afirmam que "foi muito difícil manter a âncora; diversas vezes me flagrei envolvido por alguma sequência de pensamentos, voltei para a âncora, mas logo depois fui levado por uma outra corrente de pensamentos". Quando isso acontece, a pessoa acha que nunca conseguirá meditar. No entanto, ela esquece que "ficar na âncora; envolver-se com pensamentos; perder a âncora; voltar para a âncora; envolver-se em outra sequência de pensamentos; perder novamente a âncora; voltar novamente para a âncora..." chama-se **meditar**. Isso, e exatamente isso, compõe a sequência técnica da meditação. Quem enfrenta essa dificuldade não deve duvidar de que algum dia conseguirá meditar, pois ele **já está meditando**! E os efeitos benéficos da meditação já estarão a caminho.

O que ocorre é que, com o progresso da sua prática, cada vez menos ele se envolverá com as sequências de pensamentos, que também se tornarão escassas, mas isso é apenas uma questão de treino e um pouco de paciência.

Quando você, por exemplo, em uma academia, tem dificuldade com os exercícios nas primeiras aulas, isso não quer dizer que ainda não está fazendo ginástica, e nem que jamais conseguirirá se exercitar. Significa apenas que você é um principiante naquele tipo de exercício, e que ainda precisará de tempo para conseguir realizá-lo de forma completa, mas os efeitos benéficos do exercício, é claro, já começam a se instalar.

SERÁ QUE EU DORMI
OU SERÁ QUE MEDITEI?

Alguns praticantes ficam em dúvida quando meditam, não sabem se assistiram à passagem de correntes de pensamentos ou se pegaram no sono, e se aquelas passagens foram, na verdade, sonhos.

A resposta para essa dúvida está em uma pergunta. Eu perdi a âncora? Caso negativo, o que se viu foram sequências de pensamentos. Por outro lado, caso se tenha perdido a âncora, é possível que se tenha dormido, e sonhado.

Vejam que "manter a âncora" é a resposta para muitas perguntas: "como fazer para não dormir?" "o que fazer para não me distrair?" "como evitar manifestações e/ou transes de contexto espiritual?", "como agir quando surgirem visões de natureza diversa?", e assim por diante.

Durante a meditação, tudo o que a mente (a lógica) produz é supérfluo, e não contribui para o relaxamento da lógica. Tudo deve ser deixado de lado enquanto se volta a focar na âncora.

Imaginem que temos de atravessar um quarto, entrando por uma porta, de um lado, e saindo por outra porta, no lado oposto. Imaginem, também, que existe uma corda ligando as duas portas, na qual se pode segurar e ter certeza de que se está caminhado realmente no sentido da outra porta, de saída.

Agora, imaginem que nesse quarto acontece como no filme Matrix, quando o personagem não sabia mais o que era real e o que era irreal. "Será que estou tendo visões reais?", "Será que estou sonhando?", "Será que estou indo realmente na direção da porta de saída?", estas são perguntas que podem surgir durante esse tipo de vivência. Contudo, neste exemplo, temos a corda na qual podemos segurar e que nos dá a certeza da direção a manter. Tudo na sala pode ser falso. Nenhuma experiência será, com certeza, uma verdade. Mas a corda, ao contrário, é absolutamente real, e o trajeto ao qual ela conduz é o único trajeto confiável. Outras experiências podem parecer mais interessantes; outros trajetos podem surgir como mais sedutores. Mas a corda é, em última instância, a única verdade e a única segurança. Durante a meditação, a âncora funciona como nossa corda, nossa segurança, nosso porto seguro.

O fato de não se ter perdido a âncora em nenhum momento durante a técnica é a certeza de que não se dormiu. Mesmo que a cabeça tenha, por um momento, basculado para baixo (a famosa "pescada"), mas nesse momento estávamos focados na âncora tratou-se mais de um aprofundamento do estado de relaxamento do que de adormecer.

Não confunda: meditar não é dormir. Até do ponto de vista fisiológico são atividades bem diferentes. Dormir é obviamente necessário, porém, a meditação reduz ainda mais o nosso metabolismo (o gasto de energia pelo nosso corpo). O grupo de pesquisadores de Harvard demonstrou que, entre meditadores bem experientes, após quinze a vinte minutos de prática, ocorre uma queda de 10 a 17% do metabolismo. Por outro lado, pessoas normais e saudáveis (não meditadoras), depois de quatro a cinco horas de sono reduzem seu metabolismo em 7 a 8%.

DEVO SUPORTAR A DOR?

Quando começamos a meditar, quase sempre os primeiros incômodos que surgem são motivados por sensações físicas. A perna incomoda, o nariz coça, o braço não encontra posição, e assim por diante.

Todos esses pequenos incômodos podem ser evitados ou minimizados, com adequados preparativos antes de meditar, escolhendo um bom ambiente, a melhor posição, a almofada mais propícia etc. Uma vez tomados esses cuidados, não devemos mais ligar para eventuais sensações de desconforto. Elas costumam ser passageiras.

A famosa "coceirinha no nariz" costuma ser a mais comentada entre os que principiam no método. O que acontece é que o corpo relaxa, inicia-se uma dilatação dos vasos periféricos e algumas regiões do rosto "formigam" ou coçam. Caso se prossiga na técnica, a vasodilatação se expande, toda a sensação no rosto muda, e o incômodo quase sempre passa. Porém, se coçarmos o rosto, interrompemos o relaxamento que está em curso, a vasodilatação se interrompe, o formigamento passa, voltamos a meditar, relaxamos novamente, a vasodilatação novamente se instala, volta a formigar, voltamos a coçar o rosto, e assim por diante, em um círculo vicioso.

Todavia, até agora, não estamos falando de dor propriamente dita. Em certas pessoas, em determinadas ocasiões, pode haver um quadro doloroso de fato. Por exemplo, alguém com problemas circulatórios poderá sentir fortes dores na perna durante a meditação e precisará parar para buscar uma posição, ou uma cadeira acolchoada, que lhe traga um pouco mais de conforto. Isso já é bem diferente de um simples incômodo, ou uma simples coceirinha. Cabe a nós diferenciar essas situações, dentro do bom-senso. Uma coisa é certa: a dor não ajuda a meditar. A dor, ao contrário, é um excelente indutor da lógica. Relaxar a lógica, por exemplo, sentindo fortes dores na perna é tarefa bem difícil para um meditador experiente, e impossível para um principiante. A velha fábula do faquir meditando sobre uma esteira de pregos não deve inspirar o aprendiz de meditação.

Aqueles casos de dor crônica são exceções, quando se indica a meditação para facilitar a convivência com o quadro doloroso, como no exemplo da fibromialgia ou de alguns tumores. Nessas situações, a dor já existia, e fazia parte do dia a dia do meditador. Na dor crônica, já são muitos os trabalhos mostrando bons efeitos da meditação.

É PRECISO TUDO ISSO?

No começo, sim. Como já disse, meditar é aprender uma técnica, exercitá-la regularmente e deixar que os resultados aconteçam.

Tais exigências poderiam ser comparadas com aquelas feitas a um desportista que, após escolher seu esporte, vai ser ensinado quanto aos aspectos técnicos, bem como treinar regularmente e, com o tempo, assistir aos seus resultados. Sem dúvida, uma situação como essa sempre se beneficia de um caráter ritual. Tomando como exemplo um praticante de judô, ocorreria o seguinte: ele aprenderia as técnicas do esporte, treinaria com regularidade e, com o tempo, começaria a se exercitar de forma cada vez mais rápida, natural e eficiente. Cada treino corresponderia a um verdadeiro ritual, no qual o judoca chega a um ambiente propício, veste seu traje específico, procede ao aquecimento e, por fim, treina. Naturalmente, o nosso atleta, com o passar do tempo, dependerá cada vez menos do seu ritual, até que um dia, anos depois, atacado de surpresa ao caminhar pela rua, usará espontaneamente e em defesa própria, de maneira eficiente e espetacular, as técnicas que aprendeu, tudo sem pensar, sem estar usando o traje específico, sem preparação, sem ritual.

Essa pequena história exemplifica bem o que entendemos como mais adequado à meditação: trata-se de aprender uma técnica, praticá-la regularmente e, com o tempo, assistir aos resultados que tiverem de ocorrer. A meditação pode ser comparada com um esporte, pois exige aprendizado técnico e treino regular. E não deixa de ser, de certo modo, uma espécie de "neuroesporte", uma espécie de "malhação neuronal". A diferença básica estaria no fato de que o esporte seria uma "atividade de aceleração", enquanto a meditação seria uma "atividade de desaceleração".

Como no exemplo do desportista, o meditador pode, com o tempo, depender cada vez menos do ritual. Mas no início esse aspecto ritual me parece extremamente útil e, por isso, eu o recomendo.

Perguntam-me com frequência: meditar não é um "estado de espírito" em vez de uma técnica? Costumo responder "sim e não". Respondo "sim" porque, na verdade, com o passar dos anos, algo muito interessante acontece. Algo que é um pouco difícil de explicar, mas que seria como se tivéssemos, cada vez mais, "um pouco de vigília dentro da meditação" e, ao mesmo tempo, "um pouco de meditação dentro da vigília". Com o passar dos meses (ou anos), meditar vai ficando cada vez mais natural, mais simples; vai se tornando cada vez mais parte do nosso dia e da nossa pessoa; vai deixando de ser um momento no dia de absoluta exceção para se transformar em um estado no qual vamos entrando com mais e mais naturalidade.

Ao mesmo tempo, nos períodos em que não estamos meditando, cada vez mais vamos experimentando algo que poderíamos chamar de uma "maior presença": é como se, com o tempo, nossa mente aprendesse a estar focada no agora, a ter uma atividade cada vez mais fortemente relacionada ao que está acontecendo diante (e dentro) de nós. Tais eventos, por meio dos quais passamos a ter "um pouco de vigília dentro da meditação" e, ao mesmo tempo, "um pouco de meditação dentro da vigília", vão progressivamente dando razão àqueles que dizem que a meditação é um "estado de espírito".

Porém, também respondo "não" à questão formulada anteriormente porque até mesmo para chegar a esses tipos de experiência é preciso aprender uma técnica e praticá-la com regularidade. Preocupo-me com a afirmação que diz que "meditar é um estado de espírito", pois, embora tal proposição tenha, em seu bojo, certa verdade, tenho visto que, quase sempre, acaba por consistir em uma falha didática que desestimula a prática continuada. É importante entender o seguinte: excetuando-se alguns indivíduos raríssimos (provavelmente um em um milhão), o estado modificado de consciência que chamamos de "estado meditativo" é alcançado por intermédio de treino, de prática regular.

Em algumas circunstâncias, como em doenças muito graves, momentos de intensa emoção (por exemplo, o nascimento de um filho), ou ainda em um pós-trauma imediato, alguns de nós podem experimentar um estado de consciência muito semelhante; contudo, são experiências isoladas, não reprodutíveis, que fogem ao que conceituamos como meditação (ver Capítulo 3). É claro, também, que algumas experiências pessoais, principalmente alguns tipos de experiências místico-religiosas, podem produzir um intenso estado de relaxamento e, algumas vezes, um autêntico "estado meditativo". Todavia, os efeitos de tais experiências variam muito de pessoa para pessoa e, da mesma forma que podem produzir um estado psicofísico similar à meditação, também podem reproduzir os efeitos de uma auto-hipnose, de um exercício de imaginação criativa etc. — não há uma resposta padronizada; não acontece uma reprodução de efeitos na qual possamos confiar como algo idêntico ao "estado meditativo".

... 6 ...

Posição e respiração

Antes de meditar, duas coisas são importantes: buscar uma posição propícia e respirar adequadamente. Falaremos um pouco sobre isso neste capítulo.

A POSIÇÃO ADEQUADA

Tenho notado uma grande preocupação, entre os principiantes, com a posição para meditar.

Quando falamos de meditação, costumamos imaginar alguém sentado, de pernas cruzadas, com as mãos sobre os joelhos e as palmas voltadas para cima. Na verdade, meditar não é algo assim tão rígido quanto se pensa.

A posição adequada é aquela em que, antes de tudo, se consegue manter a musculatura relaxada. Podemos meditar, inicialmente, sentados em uma cadeira ou no chão (ou com os glúteos sobre uma almofada), com as pernas cruzadas — o que for mais adequado para os hábitos do iniciante. Quando se medita, por exemplo, na posição sentada, deve-se evitar colocar o tronco muito para trás, a fim de não contrair o abdome; também se deve evitar projetar o tronco para a frente, para que os músculos das costas não se contraiam; deve-se ter um apoio adequado para ambos os braços, formando um ângulo de 90° entre o braço e o antebraço, e não elevar os ombros; os pés têm de estar bem plantados no solo, para que os músculos da coxa ou da perna não se contraiam. Além disso, a posição do tronco sem grandes desvios facilita a expansão do diafragma durante a respiração.

Costumo recomendar, no início, que se evite apoiar a cabeça, bem como que o iniciante evite meditar deitado, pois são posições que aumentam a probabilidade de fazê-lo dormir.

No entanto, todas essas regras podem ser quebradas pela instrução de um professor competente: vai depender das muitas variações técnicas que existem.

A RESPIRAÇÃO

Entramos, agora, em um aspecto importantíssimo. Costumo levar a respiração tão a sério que, em meus seminários sobre meditação, gasto um grande percentual do tempo treinando os alunos para que tenham uma respiração adequada.

Como sabemos, existe uma clara relação entre a respiração e o nosso estado emocional. Quando estamos calmos, ansiosos, excitados ou deprimidos, apresentamos padrões respiratórios peculiares a cada um desses estados.

Isso não é verdade apenas para o homem, mas também para muitas outras espécies animais. Porém, no homem — e parece que apenas no homem — também existe o caminho inverso: o controle da respiração pode levar a uma alteração no estado emocional. Embora técnica respiratória não seja sinônimo de técnica de meditação, tenho percebido (dados ainda não publicados) que o progresso do meditador, que usa simultaneamente uma técnica de respiração, é quase quatro vezes mais rápido se comparado com o instrutor que apenas ensina a técnica de meditação, sem se preocupar com a respiração do aprendiz.

O padrão respiratório que recomendo consiste em uma pequena variação daquela que os iogues chamam de "respiração abdominal", ou que os terapeutas comportamentais chamam de "respiração diafragmática". Costumo dizer que essa respiração tem cinco segredos: ela deve ser 1) abdominal, 2) nasal, 3) silenciosa, 4) harmônica e 5) o mais lenta possível, como descrito abaixo.

Ao inspirar, distenda suavemente o abdome, fazendo o umbigo movimentar-se para a frente. Ao expirar, contraia suavemente o abdome, trazendo o umbigo para dentro.

De preferência, tanto a inspiração quanto a expiração devem acontecer pelo nariz. Em casos de dificuldades importantes (por exemplo, obstrução nasal por rinite), pode-se deixar a boca discretamente entreaberta, mantendo-se apenas uma pequena fresta, a fim de auxiliar a respiração nasal, como se estivéssemos segurando um palito de picolé entre os dentes.

A respiração não deve ser ruidosa. Costumo dizer que, se houver outro praticante também respirando a cerca de dois metros de distância, ele não deverá ser perturbado pelo ruído da sua respiração.

Ela também deve ser harmônica, tanto do ponto de vista temporal quanto sob o aspecto emocional. Lembre-se de que o tempo de inspiração e o de expiração devem ser exatamente iguais. Além disso, estabeleça uma relação harmoniosa com o ar que respira: evite brigar com ele; aceite o ar que entra no seu corpo como se ele entrasse fazendo um carinho; aceite o ar que sai do seu corpo como se ele partisse livre, sem resistência.

Por fim, aos poucos, vá tentando contar cada vez mais lentamente, até chegar ao ritmo mais lento possível, mas sem que isso lhe cause desconforto. Caso ocorra uma sensação de "falta de ar" ou outro tipo qualquer de desconforto, acelere discretamente o ritmo respiratório, apenas o suficiente para evitar o mal-estar.

Antes de ensinar técnicas de meditação propriamente ditas, costumo treinar os praticantes dos seminários por vários minutos — e os praticantes em sessões individuais durante toda a primeira semana, recomendando dez minutos diários de treino.

... 7 ...

Meditando em três tempos (técnica A)

Esta é uma técnica básica de meditação, ideal para o primeiro mês (ou para as trinta primeiras práticas, se você não conseguir meditar todos os dias). Possibilita um treinamento de "âncora" para iniciantes sem que haja, no entanto, um esforço excessivo. Aceite meu conselho: comece por ela e não mude de técnica durante as trinta primeiras práticas.

Porém, caso você já faça ioga há pelo menos alguns meses, ou já pratique regularmente alguma técnica de meditação (apenas nesses casos), pode começar a meditar pela técnica B (próximo capítulo). Mesmo assim, dê antes uma boa lida nesta técnica.

ÂNCORAS (O QUE DEVE SER O FOCO DA SUA ATENÇÃO)

- Respiração abdominal correta.
- Toda a atenção no movimento de vaivém do abdome.

- A contagem da respiração em três tempos (explicada abaixo).

TÉCNICA

Prepare-se para parar por quinze a vinte minutos. Se preferir, coloque uma música bem calma, ou várias músicas, com duração total entre quinze e vinte minutos.

Sente-se como achar melhor, com a coluna ereta (ou próximo a isso), mas sem se sentir desconfortável. Lembre--se de que terá de ficar sem se mexer por todo o exercício.

Inspire contando mentalmente de um a três. Ao inspirar, distenda suavemente o abdome, fazendo o umbigo movimentar-se para a frente.

Suspenda a respiração, com o ar preso, por alguns instantes. Apenas uma paradinha, tempo suficiente para falar mentalmente "uma paradinha..."

Expire contando de três a um. Ao expirar, contraia suavemente o abdome, trazendo o umbigo para dentro.

Lembre-se de que o tempo de inspiração e o de expiração devem ser exatamente iguais.

Aos poucos, vá tentando contar cada vez mais lentamente, até chegar ao ritmo mais lento possível, mas sem sentir-se desconfortável.

Estabeleça uma relação harmoniosa com o ar que respira. Evite brigar com ele. Aceite o ar que entra no corpo como se ele entrasse fazendo um carinho. Aceite o ar que sai do corpo como se ele partisse livre, sem resistência.

Durante toda a técnica, mantenha sua atenção fora da cabeça, voltada (observação sem julgamento) para o abdome (dois a três dedos acima do umbigo) e para o ritmo respiratório.

Evite se mexer, se coçar, balançar ou fazer qualquer movimento.

Sempre que algum pensamento surgir e lhe distrair, assim que o perceber, volte seu foco de atenção (âncora) para o abdome e a respiração — calmamente, sem raiva, sem força.

Quando terminar a prática e sentir vontade, faça três respirações amplas e abra os olhos lentamente. Fique em silêncio por dois a três minutos.

Pratique o mais regularmente possível. Evite criar expectativas e não tente interpretar quaisquer eventuais efeitos.

… 8 …

Meditando em quatro tempos (técnica B)

Esta técnica é muito efetiva, apesar de simples. Porém, sugiro que seja iniciada apenas depois de uma experiência mínima (trinta práticas) com a técnica anterior. Isso por duas razões: primeira, porque lhe exige um mínimo de treinamento de "âncora"; segunda, porque os principiantes têm certa dificuldade de manter o tempo em expiração (uma de suas fases).

Contudo, caso você já faça ioga há pelo menos alguns meses, ou já pratique regularmente alguma outra técnica de meditação, é possível iniciar a prática por esta técnica.

Pratique-a por, pelo menos, 90 a 120 dias. Não mude de técnica antes disso, pois esta modalidade fornece um treinamento de âncora muito bom, que será fundamental para o seu progresso futuro. Outras técnicas podem parecer mais interessantes, sutis e bonitas. Todavia, tenho percebido que, com certa frequência, se você começar a praticar técnicas mais sutis sem um bom treinamento de âncora, poderá ser levado a estados de auto-hipnose e, como eu já disse, só há uma coisa pior que não conseguir meditar: enganar-se, pensando que está meditando.

Até mesmo para os meditadores mais experientes, que já praticam técnicas mais elaboradas mas, por uma razão ou outra, deixam de meditar por algum tempo (por exemplo, mais de uma semana), eu costumo sugerir que voltem a praticar por meio desta técnica antes de voltarem à técnica anterior, permanecendo nela até conseguirem exercitar-se por sete dias consecutivos.

ÂNCORAS (O QUE DEVE SER O FOCO DA SUA ATENÇÃO)

- Respiração abdominal correta.
- Toda a atenção no movimento de vaivém do abdome.
- A contagem da respiração em quatro tempos (explicada abaixo).

TÉCNICA

Prepare-se para parar por quinze a vinte minutos. Se preferir, coloque uma música bem calma, ou várias músicas, com duração total de quinze a vinte minutos.

Sente-se como achar melhor, com a coluna ereta (ou próximo a isso), mas sem se sentir desconfortável. Lembre-se de que terá de ficar sem se mexer por todo o exercício.

Inspire contando mentalmente de um a quatro. Ao inspirar, distenda suavemente o abdome, fazendo o umbigo movimentar-se para a frente.

Suspenda a respiração, com o ar preso, contando também até quatro.

Expire contando de quatro a um. Ao expirar, contraia suavemente o abdome, trazendo o umbigo para dentro.

Suspenda a respiração, com o ar fora, contando até quatro.

Aos poucos, vá tentando contar cada vez mais lentamente, até chegar ao ritmo mais lento possível, mas sem que isso lhe cause desconforto.

Algumas pessoas têm dificuldade ao tentar esta técnica, especialmente nas primeiras vezes. No geral, a dificuldade maior está nas pausas entre a expiração e a próxima inspiração. Caso isso aconteça, comece com contagens (um a quatro) mais curtas e, aos poucos, vá prolongando-as, até que os quatro tempos fiquem bem lentos (mas todos precisam ter, sempre, a mesma duração).

Durante toda a técnica, mantenha sua atenção fora da cabeça, voltada (observação sem julgamento) para o abdome (dois a três dedos acima do umbigo) e para o ritmo respiratório.

Evite se mexer, se coçar, balançar ou fazer qualquer movimento.

Se algum pensamento surgir e lhe distrair, assim que o perceber, volte seu foco de atenção (âncora) para o abdome e a respiração — calmamente, sem raiva, sem força.

Quando terminar a prática e sentir vontade, faça três respirações amplas e abra os olhos lentamente. Fique em silêncio por dois a três minutos.

Pratique o mais regularmente possível. Evite criar expectativas e não tente interpretar quaisquer eventuais efeitos.

Deixe estar que os benefícios virão.

… 9 …

Meditando no "ponto interno" (técnica C)

Esta, por ser uma técnica mais sutil, exige um treinamento de "âncora" já bem estabelecido.

Pratique-a apenas depois de conseguir, no mínimo, 90 dias consecutivos de prática na técnica anterior. Como eu já disse, se você começar a praticar técnicas mais sutis sem ter tido antes um bom treino de âncora, poderá ser levado a estados modificados de consciência compatíveis com auto-hipnose, não com meditação.

A meditação exige um treinamento constante. Por isso, mesmo depois de começar a praticá-la, caso aconteça algo que impeça o meditador de meditar por algum tempo (por exemplo, mais de uma semana), eu costumo lhe sugerir que volte à técnica anterior (quatro tempos), permanecendo nela até conseguir exercitar-se por sete dias consecutivos, antes de retornar a esta técnica.

ÂNCORAS (O QUE DEVE SER O FOCO DA SUA ATENÇÃO)

- O "ponto interno" escolhido.
- A "respiração circular", suave, em torno do "ponto interno".

TÉCNICA

Prepare-se para parar por quinze a vinte minutos. Se preferir, coloque uma música bem calma, ou várias músicas, com duração total de quinze a vinte minutos.

Sente-se como achar melhor, com a coluna ereta (ou próximo a isso), mas sem se sentir desconfortável. Lembre-se de que terá de ficar sem se mexer durante todo o exercício.

Sua atenção será focalizada no que chamaremos de "ponto interno". Imagine seu "ponto interno" atrás do esterno (osso localizado no centro do seu peito), mais especificamente na terça parte mais de baixo, cerca de três dedos para o interior do tórax. O "ponto interno" é uma estrutura imaginária, que consiste em uma esfera flutuante de luz. Essa esfera pode ser de qualquer tamanho, desde que não varie durante a técnica. Essa luz pode ter qualquer cor, desde que essa cor seja fixa, isto é, não deve mudar durante toda a técnica. Algumas pessoas preferem, em vez da luz, imaginar um "ponto de vácuo", sem cor, sem luz — isso também é possível, contanto que o ponto não varie durante toda a técnica.

Inicie sua respiração projetando suavemente a parede abdominal para a frente, durante a inspiração, e para trás, durante a expiração — aqui se recomenda uma modalidade tipo nasal e silenciosa.

Durante a respiração, imagine que o ar faz um círculo completo em torno do seu "ponto": a inspiração é a porção ascendente; e a expiração, a porção descendente do círculo. O centro do círculo coincidiria exatamente com o "ponto interno".

A respiração será mais sutil, com a inspiração sendo um componente ativo, e a mais lenta possível, efetuada de forma a não causar desconforto. A expiração será passiva, suave, sem resistência. Você não deve "fazer força" para soltar o ar, mas apenas "deixar que ele vá embora" serenamente, sem resistência. O círculo gira em torno do "ponto interno" da mesma forma que uma roda gigante imaginária giraria em torno do seu eixo. Esse giro deve ser longitudinal ao seu corpo, ou seja, a roda gigante gira à frente e por trás de você.

Aos poucos, vá tentando respirar cada vez mais lentamente, até chegar ao ritmo mais lento possível, mas sem causar desconforto.

Durante toda a técnica, mantenha sua atenção (observação sem julgamento) voltada para o "ponto interno" e para o círculo de respiração. Evite se mexer, se coçar, balançar ou fazer qualquer movimento.

Se algum pensamento surgir e lhe distrair, assim que o perceber, volte sua atenção (âncora) para o "ponto interno" e para o círculo de respiração — calmamente, sem raiva, sem força.

Quanto terminar a prática e sentir vontade, faça três respirações amplas e abra os olhos lentamente. Fique em silêncio por dois a três minutos.

Pratique o mais regularmente possível. Evite criar expectativas e não tente interpretar quaisquer eventuais efeitos.

Espere que os benefícios virão.

… 10 …

Meditando ao caminhar
(técnica D)

Como já vimos, também existem técnicas de meditação ativas, nas quais há uma âncora bem estabelecida, além de relaxamento da lógica, mas com algum tipo de movimento presente durante uma parte ou toda a técnica.

Sugiro que utilize esta técnica apenas depois de um mínimo de noventa práticas em técnicas passivas, pois este é um exercício de "âncora" mais difícil.

Em princípio, esta prática não visa a substituição da técnica passiva, servindo apenas para ocasiões de passeios em parques, viagens etc., quando será experimentada como uma técnica a mais. Contudo, algumas pessoas, que vivem em contato muito próximo com a natureza, podem até optar por utilizá-la como sua técnica diária.

ÂNCORAS (O QUE DEVE SER O FOCO DA SUA ATENÇÃO)

- Inclinação fixa do olhar, em torno de 45°, na direção do chão.
- Contagem dos passos.
- Sensação tátil da planta dos pés ao tocar o chão.

TÉCNICA

Comece escolhendo um local adequado, de preferência uma praia não muito cheia ou um parque sem excesso de movimento. O contato com a natureza é de grande ajuda para esta técnica. O melhor seria caminhar descalço sobre uma superfície de terra ou de areia, desde que a aspereza ou a temperatura do terreno não lhe cause desconforto. Porém, se precisar usar sapatos, isso não o impedirá de praticar esta técnica.

Respire suavemente durante toda a técnica, sempre movimentando o abdome — mas não se preocupe em contar a respiração.

Inicie sua caminhada em um ritmo que não seja nem lento o suficiente para gerar uma espécie de torpor, nem rápido demais para não virar marcha olímpica. Mantenha sempre o mesmo ritmo durante toda a técnica. Ande de forma relaxada, sem contrair o corpo em nenhuma região, mantendo o olhar fixo para a frente, com cerca de 45° em direção ao chão. O olhar deve-se manter suficientemente fixo para perceber os acidentes do terreno e, ao mesmo tempo, algo desfocado (como aquele olhar da pessoa apaixonada), para não servir como instrumento de distração para o meditador. A técnica visa à interiorização durante um movimento, por isso esse não é o momento para buscar interagir com as pessoas que passam, muito menos para cumprimentos, paqueras, brincadeiras etc.

Se for destro, vá marcando a contagem dos passos sempre na perna direita; caso seja canhoto, conte na perna esquerda. Cada passo (na perna escolhida) vale como um número. Como só se contam os números em uma das pernas, cada número corresponde, na verdade, a dois passos. Pode-se utilizar o recurso de marcar os passos na mão direita, tocando a ponta do polegar na base do dedo indicador durante os cem primeiros números; depois, de 101 a 200, mantenha o polegar na base do dedo médio, e assim por diante. Para contar de 401 a 500, feche parcialmente a mão, mantendo o polegar estendido. Passe para a mão esquerda para contar os próximos quinhentos números. Esse recurso permite contar até mil números — na verdade, conta dois mil passos, uma vez que um número só é computado em uma das pernas.

Ao mesmo tempo que conta, seu foco de atenção deve manter-se simultaneamente, a cada passo, na planta dos pés, a cada vez que tocarem o chão. Sinta o contato da planta dos pés com o chão a cada passo que der.

Caso se perca na contagem, inicie novamente, sem se irritar consigo mesmo, afinal, não se trata de nenhuma espécie de competição. O objetivo da técnica é chegar com a contagem até dois mil (ou seja, um total de quatro mil passos, se considerarmos as duas pernas). Os primeiros efeitos (discretos, de relaxamento) só acontecerão a partir dos quinhentos números, e certo estado alterado de consciência inicia-se em torno dos mil (a contagem mínima, para quem não dispuser de tempo suficiente para a técnica completa). Caso deseje prosseguir, reinicie a contagem a partir do zero.

Lembre-se de que não adianta apenas contar os passos — é preciso estar com toda a atenção focada na planta dos pés, bem como não perder-se na contagem. Todas as âncoras devem ser mantidas simultaneamente.

Se algum pensamento surgir e lhe distrair, assim que o perceber, volte sua atenção para as "âncoras", tanto da contagem quanto da planta dos pés — calmamente, sem raiva, sem força.

Não se esqueça também do olhar, que deve ser mantido sempre inclinado em torno de 45°.

Outro aspecto importante é que, como em todo tipo de meditação, deve-se evitar formar qualquer tipo de expectativa. Apenas aplica-se a técnica, sem fazer julgamentos e sem tentar interpretar qualquer efeito que possa surgir.

Boa caminhada! Boa sorte!

… 11 …

MEDITANDO NO SILÊNCIO DA RESPIRAÇÃO (TÉCNICA E)

Esta técnica é mais avançada, pois exige certo tempo de treinamento de respiração. Sugiro que seja iniciada apenas depois de uma experiência mínima (trinta práticas) com as técnicas anteriores, idealmente com a técnica de "4 tempos". Antes disso, ao tentar praticá-la, ela pode lhe parecer impossível.

Ao iniciar seu uso, pratique-a por pelo menos 90 dias. Não mude de técnica antes disso, pois esta modalidade fornece um treinamento de âncora muito bom e que será fundamental para o seu progresso futuro. Outras técnicas podem parecer mais interessantes, sutis e bonitas.

Se você, por alguma razão, deixou de meditar por algum tempo (mais de uma semana), sugiro que retorne à técnica de "4 tempos", por um mínimo de sete dias consecutivos até voltar novamente para esta técnica.

ÂNCORAS (O QUE DEVE SER O FOCO DA SUA ATENÇÃO)

- Respiração abdominal correta.
- Toda a atenção no movimento de vaivém do abdome.
- A posição dos globos oculares (a direção do olhar).
- A contagem da respiração, com a suspensão da respiração gradativamente ampliada (explicada abaixo).

TÉCNICA

Prepare-se para parar por quinze a vinte minutos. Se preferir, coloque uma música bem calma, ou várias músicas, com duração total de quinze a vinte minutos.

Sente-se como achar melhor, com a coluna ereta (ou próximo a isso), mas sem se sentir desconfortável. Lembre-se de que terá de ficar sem se mexer durante todo o exercício.

Sem abrir os olhos, mantenha o olhar fixo em uma direção, ou seja, procure não mexer os globos oculares. O olhar deve estar direcionado para a frente e discretamente para baixo. Imagine-se no assento de trás de um automóvel, bem no centro do banco, olhando para a frente e discretamente para baixo, como se estivesse fitando um ponto entre a alavanca de câmbio e o rádio do carro. Imaginou? Já entendeu a posição dos olhos? Então, agora, esqueça o automóvel imaginário e apenas mantenha os globos oculares fixos nessa posição durante toda a técnica.

Inspire contando mentalmente de um a quatro. Ao inspirar, distenda suavemente o abdome, fazendo o umbigo movimentar-se para a frente.

Não suspenda a respiração com o ar preso. Expire logo na sequência, contando de quatro a um. A expiração também deverá ser suave, branda.

Suspenda a respiração, com o ar fora, contando até quatro. Faça essa contagem bem lentamente, mas sem que isso lhe cause desconforto.

Chamaremos, aqui, de um "ciclo completo", a inspiração, mais a expiração, mais o tempo de parada em expiração. Um novo ciclo só começará quando iniciar a próxima inspiração.

Após quatro a oito ciclos completos (dependendo do seu treinamento), amplie o tempo de parada com o ar fora dos pulmões, passando a contar até oito. Passados mais quatro a oito ciclos, conte até dezesseis. A partir daí, mantenha essa contagem. Quatro na inspiração, logo seguida de quatro na expiração, e 16 tempos na parada.

Várias pessoas têm dificuldade inicial com essa técnica. Quase sempre porque lhes falta treinamento com técnicas mais simples, como a de "3 tempos" ou a de "4 tempos". Mas se tiver dificuldade, mesmo com treino nas técnicas anteriores, tente começar com contagens de movimento (inspiração e expiração) mais curtas, para que os 16 tempos (de parada) não se prolonguem muito a ponto de você não suportar. Depois, com o tempo, vá contando de maneira cada vez mais lenta até que o ponto mais vagaroso não lhe cause desconforto.

Durante toda a técnica, mantenha sua atenção fora da cabeça, voltada (observação sem julgamento) para o abdome (dois a três dedos acima do umbigo), para a posição dos olhos e para o ritmo respiratório.

Evite se mexer, se coçar, balançar ou fazer qualquer movimento.

Se algum pensamento surgir e lhe distrair, assim que o perceber, volte seu foco de atenção (âncora) para o abdome, os olhos e a respiração — calmamente, sem raiva, sem força.

Quando terminar a prática, deixe a respiração fluir naturalmente e fique em silêncio por dois a três minutos.

Evite criar expectativas. Deixe a técnica agir com o tempo.

… 12 …

Dicas importantes

Muitas pessoas me perguntam por que será que, enquanto alguns meditam com facilidade, conseguem continuar meditando e acabam experimentando os efeitos desejados da meditação, outros têm maior dificuldade ou não veem efeitos depois de praticá-la.

Neste capítulo apresento algumas dicas que tentam evitar os tropeços mais frequentes daqueles que pretendem se tornar meditadores. Algumas dessas dicas, inclusive, também são comentadas em outros capítulos deste livro.

USE TÉCNICAS JÁ CONHECIDAS

As técnicas hoje conhecidas são produto de anos, décadas ou séculos de uso. Quase sempre foram desenvolvidas por profundos conhecedores do exercício meditativo, por isso são capazes de acelerar muito o seu desenvolvimento no processo.

Existe pouco mais de uma centena de técnicas, e uma delas será a ideal para você. Por isso, em vez de tentar criar alguma, experimente as que já estão disponíveis. Sugiro-lhe começar pelas que estão neste livro. Caso alguma pareça preencher completamente suas expectativas, continue praticando-a por mais três meses, pelo menos. Não fique mudando sempre de técnica.

Outro ponto importante é não procurar alterar ou fazer adaptações nas técnicas já existentes ou nas técnicas que apresentamos aqui. Com isso você provavelmente não apenas deixará de obter os efeitos imaginados como também poderá trazer riscos além da sua previsão. Lembre-se de que, no decorrer da história, para conhecer o efeito de uma técnica, seus criadores, antes de propô-la, atingiram um profundo espaço meditativo, a partir do qual puderam conhecer seus possíveis benefícios. Eles não "pensaram" sobre ela; eles a "perceberam" e a desenvolveram.

PROCURE AS CONDIÇÕES ADEQUADAS

Quando possível, tenha um quarto ou um cantinho da casa reservado para a meditação. Para o iniciante, esse aparente detalhe é tão importante que pode ser a diferença entre o progresso e a estagnação. O local escolhido deve ser silencioso e sem luz excessiva, no qual você se sinta bem, relaxado e alegre. As cores devem ser calmantes, e eventuais quadros ou gravuras devem ter motivos amenos, preferencialmente relacionados com a natureza. Os aromas predominantes não devem ser excitantes; uma opção é utilizar um neutralizador de odores.

Evite meditar após um período de jejum (maior que doze horas) ou na primeira hora logo após uma refeição. Nos abusos alimentares (refeições pesadas e/ou em excesso) deve-se aguardar pelo menos três horas.

Reserve um horário (idealmente, diário) para a sua prática. Porém, se não puder meditar naquele horário, faça-o em qualquer outra hora do dia. É mais importante meditar todos os dias que ficar preso a um horário excessivamente rígido.

Busque uma posição que lhe proporcione conforto. Caso determinada postura traga dor ou grande incômodo, abandone-a, pois meditar tem de ser algo prazeroso. Em todas as técnicas existe um ponto quase consensual no que diz respeito à postura: deve-se manter a coluna moderadamente ereta (o mais reta possível, desde que não cause desconforto). Esteja você sentado sobre uma almofada, ou em uma cadeira, ajoelhado ou deitado, sua coluna (especialmente os segmentos lombar e torácico) deve formar uma reta ou algo o mais próximo possível disso. A coluna cervical poderá permanecer discretamente curvada, sem maiores problemas. Nas técnicas ativas, durante o movimento, não há essa recomendação; porém, ao seguir-se o período de silêncio, novamente se instrui o praticante a manter a coluna ereta.

Os principiantes não devem meditar deitados, pois o risco de dormir é muito alto.

Pratique por um tempo mínimo de quinze a vinte minutos. Alguns estudos têm mostrado que, antes de quinze minutos, nem mesmo alguns meditadores adiantados conseguem atingir o estado fisiológico que costuma caracterizar a meditação.

No começo, não ultrapasse os vinte minutos, pois sua pouca prática tornará infrutífera — e por vezes irritante — a tentativa de prolongar a técnica.

A medida do tempo, dependendo da técnica escolhida, pode ser dada pela duração de uma música, pelo tocar de um pequeno sino, pela interrupção suave (previamente combinada) de alguém que viva na mesma casa etc. Caso a técnica utilize o silêncio, um interessante artifício é o de gravar um CD com 20 a 30 minutos de silêncio, seguidos por uma música instrumental (à sua escolha) que possa lhe transmitir, ao mesmo tempo, calma e alegria.

O melhor início, para alguns, ocorre por meio de uma "aula de meditação". Para tanto você pode procurar um grupo, orientado por um instrutor, que se reúna, no mínimo, uma ou duas vezes por semana, ou ainda um curso de formação básica. Melhor ainda se o instrutor, após ensinar-lhe sua técnica do dia a dia, passar por diferentes técnicas durante as sessões, porque um dia você poderá descobrir uma que lhe cairá como uma luva e começar a utilizá-la quando o instrutor considerar adequado.

O grupo também permite compartilhar vivências (veja o item "Compartilhe seletivamente"). Para os extrovertidos, porém pouco disciplinados, a aula servirá como uma âncora, sempre estimulando a prática regular. Para os persistentes, porém introspectivos, o relacionamento de grupo será um grande campo de testes para o seu progresso. Tente perceber se esse é o seu caso. O grupo, todavia, não elimina a necessidade da prática diária.

NÃO TRACE OBJETIVOS

A mente tem função analítica, compartimentalizadora e planejadora. Portanto, traçar metas, objetivos e esperar resultados é um exercício eminentemente mental. Por isso, quando você parte para uma prática meditativa imaginando seus resultados, está possibilitando um contraefeito ao seu exercício.

Paradoxalmente, quanto menos esperar um resultado, imaginar um prazo, exigir um progresso, mais rápido tende a ser o avanço em direção ao espaço meditativo.

Ao se preparar para meditar, apenas relaxe e se permita fazer algo sem qualquer objetivo. Você já faz coisas demais com objetivos; você faz isso o dia inteiro, todos os dias. Tudo o que você faz tem algum interesse, algum objetivo por trás, seja ganhar dinheiro, galgar uma posição, ganhar projeção, conquistar alguém, seja reforçar sua imagem como boa pessoa. E isso é exatamente o que você não pode levar para a sala de meditação.

Viva a sua meditação como algo que não precisa de lógica, nem de coerência, nem de objetivo. Apenas como uma brincadeira, uma grande aventura, algo muito prazeroso. Lembre-se de que lógica, coerência e objetivo são funções mentais, e de que a sua mente estará sempre por ali, lhe cobrando, lhe perguntando: "Qual é a lógica disso?", "O que eu vou ganhar com isso?", "Isso não é ridículo, sem coerência?"

No entanto, se você precisa desesperadamente de um alvo, aí vai uma dica: eleja o objetivo de conseguir meditar por um período de 90 dias, idealmente ininterrupto, mantendo a mesma técnica. Esse seria o seu desafio.

PERCEBA QUE CADA UM TEM SEU TEMPO

Como já recomendamos, não crie expectativas, não planeje resultados.

Cada um tem uma velocidade de progresso que lhe é peculiar. Conheci meditadores que, em dois ou três anos, apresentaram progressos que levei mais de uma década para atingir. Por vezes, um praticante progride inicialmente em alta velocidade, enquanto o outro permanece estagnado para depois, meses mais tarde, iniciar um crescimento vertiginoso, contagiando todos os demais.

Seu caminho não é certo nem errado, apenas é o "seu" caminho. Sua velocidade não é alta nem baixa, é apenas a "sua" velocidade.

Lembre-se de que a mente, por ser analítica, precisa fixar seus critérios de avaliação no passado; e, por ser planejadora, precisa remeter suas possibilidades para o futuro. E é por isso que, diante de qualquer situação, estamos sempre presos a algum conceito ou julgamento do passado, ou imaginando o que acontecerá no futuro. Para manter o poder, a máquina mental utiliza diversos artifícios, e um dos piores é o de projetar a felicidade sempre para o futuro. A felicidade está sempre ali, logo adiante, no momento seguinte, no dia seguinte, no mês seguinte, no ano seguinte etc. Pensamos: quando chegar o fim de semana..., quando chegarem minhas férias..., quando chegar o próximo ano..., quando chegar a aposentadoria..., e assim por diante. E quando chega o fim de semana você acorda e precisa se arrumar rápido, porque o passeio está no momento seguinte; precisa dirigir em alta velocidade, porque a diversão está no momento seguinte; precisa cumprimentar todos superficialmente, dizendo um "bom dia" sem significado real, porque o bate-papo está no momento seguinte; precisa conversar avidamente, sem perceber o que diz, sem "sentir" o outro, porque o reconhecimento de que você é simpático e inteligente está no momento seguinte.

O "aqui e agora", a troca desinteressada, o compartilhar sem objetivo, a ação sem qualquer utilidade aparente não são atividades mentais: são percepções, não racionalizações.

Por isso, medite. Apenas medite e deixe sua história acontecer.

RELAXE E APROVEITE

Nem de longe o seu momento de meditar pode lembrar o ambiente de uma igreja do tempo da Inquisição. Ao contrário, é um momento de grande alegria, de celebração. Vá meditar relaxado, alegre, tranquilo, sem expectativas, como uma criança que parte na direção dos brinquedos de um parque.

Relaxando, você poderá aproveitar esse momento, em vez de ficar pensando em sua possível utilidade. Lembre-se de que tudo o que lhe dá prazer costuma ser considerado algo inútil, porque não lhe trará nenhum ganho aparente e imediato. Por isso permita-se, em 5% do seu dia, fazer algo completamente inútil, algo que não busca resultados, algo que não motiva nenhuma expectativa. Nesse momento, celebre a inutilidade, pois esse é um dos truques mais poderosos para driblar a máquina mental.

PRATIQUE MEDITAÇÃO REGULARMENTE

Essa é a dica mais importante!

Nossa cultura é eminentemente intelectual. Desde pequenos temos nossas mentes treinadas incansavelmente pelos pais, pelos professores, pela sociedade etc. A expressão das emoções e dos instintos, porém, não é estimulada — ao contrário, ambos são reprimidos frequentemente. E isso é um grande empecilho quando se inicia a prática meditativa, pois um meditador busca sempre o equilíbrio entre os seus tipos de inteligência.

Esse estado de coisas traz, então, uma necessidade: a da prática regular da meditação. Pouco adianta, pois, meditar esporadicamente, à espera de algum efeito, pois nossos condicionamentos repressivos são tão fortemente desenvolvidos que os meditadores eventuais poderão até experimentar um estado de grande bem-estar após as práticas, similar aos obtidos por meio das técnicas de relaxamento mais eficazes, mas levarão vários anos para conhecer seus primeiros benefícios permanentes, ou mesmo nunca conhecerão.

"Treinar" é necessário. Livrar-se de vários condicionamentos será necessário. Por isso é que alguns professores de meditação falam em "desprogramar". Desprogramar, ou despadronizar, seria o mesmo que se libertar gradativamente da "programação" do seu computador mental, e isso requer certa regularidade.

Parece que meditar regularmente altera a química do seu cérebro (chamada de neuroquímica). Se isso acontece, seria interessante buscar essa experiência: alterar sua neuroquímica. Algumas descobertas incipientes têm sugerido que a meditação altera algumas vias neuronais. Particularmente, creio que, um dia, descobriremos que a meditação altera muitas vias neuronais, e essas vias talvez representem, nada mais nada menos, que os nossos vícios de pensamento, os padrões aos quais estamos presos. Vendo sob esse ponto de vista, podemos dizer que meditar é como fazer uma "malhação neuronal", e, da mesma forma que precisamos "malhar" regularmente na academia de ginástica para obter um efeito, também precisamos meditar regularmente para conhecer seus efeitos benéficos. É preciso meditar todos os dias!

Excluindo as horas de sono, conte quantas horas por dia você passa acordado e reserve 2 a 5% (só isso!) do seu tempo de vigília para meditar. Medite todos os dias e em poucos meses as mudanças irão começar a aparecer; e não apenas você perceberá, mas todos à sua volta sentirão uma atmosfera agradável na sua presença que não conseguirão explicar. Esse mínimo período, embora pequeno, seria de prioridade absoluta, pois é dedicado a conhecer alguém com quem você vive e até hoje não conhece: você mesmo! Há mestres que chegam a afirmar que, se você viveu um dia inteiro, mas não dedicou nenhum momento à meditação para equilibrar o dia vivido pelo "eu externo" com o "eu interno", aquele teria sido um dia inteiro perdido.

É preciso coragem e energia para assumir essa prática, pois esse tipo de busca é realmente coisa para corajosos; aliás, é a maior demonstração de coragem que alguém é capaz de dar, além de ser a mais palpitante aventura de uma vida. Nesse horário, você escolheria um lugar, avisaria para não ser perturbado por nada nem por ninguém, e começaria a meditar. Se você ainda não for capaz de avisar claramente que não lhe interrompam, que aquele momento é prioritário, não medite; ainda lhe falta coragem.

É claro que a meditação será quase sempre benéfica, por menor que seja a frequência com que é praticada, pois ela parece que opera silenciosamente, nas suas mais profundas raízes, e um dia a semente plantada fará brotar uma bela árvore. Por isso, se não puder meditar todos os dias, pratique três ou quatro vezes por semana. Duas práticas semanais ainda podem resultar em benefícios permanentes após alguns meses. Uma vez por semana, para alguns, ainda é capaz de operar mudanças importantes, mas em ritmo muito lento. Caso não queira meditar pelo menos uma ou duas vezes por semana, espere: você ainda não está preparado, não chegou o seu momento.

A meditação não é, absolutamente, uma teoria. É pura prática. Falar sobre ela, discutir sobre ela, ou ler longos textos sobre o assunto, são apenas estímulos para que você a pratique. Não é fácil conversar sobre meditação com quem nunca meditou regularmente, pois é como falar sobre o beijo com quem nunca beijou, falar sobre o amor com quem nunca amou, ou falar sobre saudade com quem nunca a experimentou. Por isso, pratique.

Imagine uma academia de dança que, nas quartas-feiras à noite, oferece aulas de tango. Ora, aprender tango envolve três etapas. A primeira, a cada aula, ouvir do professor a explicação sobre os passos a serem treinados naquela noite. A segunda, a cada aula, treinar (com alegria) e aperfeiçoar cada vez mais os passos ensinados. A terceira acontecerá tempos mais tarde, quase subitamente, quando a técnica já estiver dominada: num dia qualquer acontecerá o vivenciar aquele prazer, aquele "barato", aquela energia que inebria os dançarinos do tango, e só aí você vai entender, enfim, o que é o tango. Aqueles que costumam apenas conversar sobre meditação seriam como um casal de alunos que se matricula no curso das quartas-feiras à noite: vão até lá todas as semanas, ouvem as explicações do professor e depois vão embora sem partir para a parte prática da aula.

PERCEBA O CRESCIMENTO EM PULSOS

Há uma parte da historinha da fábrica (Capítulo 3) que ainda não foi contada. É que, à medida que o consultor ia conseguindo desligar parcialmente as funções do computador, a máquina descobria o caminho que estava sendo usado, procedia a uma "análise" e descobria uma contra-ação. Por exemplo, se a técnica consistia em cortar gradativamente a energia, o computador acabava percebendo e redirecionava a corrente por outras vias de condução elétrica da fábrica. Ao serem cortadas também essas outras vias, o gerador de emergência era ativado pela máquina gerenciadora e o fornecimento de energia voltava, e assim por diante.

Nossa mente funcionaria da mesma forma. Às vezes, logo no início, após algum tempo de prática, o meditador atinge um espaço de silêncio que ainda não conhecia. É uma maravilha que ele comemora e, naturalmente, quer experimentar de novo. De forma surpreendente, após alguns dias em que ele se deleita com o novo silêncio, não consegue mais atingir aquele espaço, nem no dia seguinte, nem no próximo, nem no outro. Por vezes, não atinge sequer o antigo grau de centramento que habitualmente ele conseguia antes de experimentar o novo espaço. A mente "aprendeu o caminho" e encontrou uma forma de desviar o praticante. E o mesmo acontece por vários dias, ou semanas, sem que ele consiga atingir novamente aquele estado, até que, inesperadamente, encontra-se de novo um espaço de silêncio, e dessa vez ainda mais profundo que o anterior.

O progresso do meditador acontece dessa forma, em pulsos, e é importante que isso seja esperado, porque muitas das desistências acontecem nesses períodos de aparente parada de progressão. Na verdade, não há paralisações. Imagine que o progresso estará sempre buscando um meio de conseguir chegar até você. Basta relaxar, aproveitar e continuar praticando.

COMPARTILHE SELETIVAMENTE

Caso você medite regularmente, os efeitos vão acabar aparecendo. E, quanto mais desinteressada e sem objetivo for sua prática, mais cedo eles virão.

Tais efeitos trazem um enorme bem-estar, uma impressionante sensação, que mistura bem-aventurança, serenidade, alegria, equilíbrio, confiança e prazer. E mais: da mesma forma que não existiu um alvo (um objetivo) para a prática, também não existirá um alvo (uma razão) para o bem-estar, nem um motivo para a calma, nem um pretexto para a alegria, nem um apoio para a confiança, nem um objeto de prazer. Acabamos percebendo que tais coisas sempre estiveram dentro de nós, e que aquelas situações — ou aquelas pessoas — que pareciam nos trazer calma, alegria ou confiança apenas descortinavam capacidades que já pertencem ao nosso verdadeiro eu.

Naturalmente, tal descoberta nos alegra tão intensamente que queremos contar isso a alguém; queremos compartilhar essa descoberta com as pessoas próximas de nós. Mas os amigos ou colegas com os quais formos tentar dividir podem, em sua grande maioria, não compreender o que estamos vivenciando, pois vão tentar "pensar", "raciocinar", "analisar" (todas atividades mentais) e, frequentemente, concluir que "Fulano está ficando louco...", ou "Beltrano é fraco; está fugindo da vida, da luta, do combate...", ou ainda "Sicrano está virando um carola, metido a santo..." A mente, que só sabe "pensar", nunca vai poder "perceber" alguma coisa vivenciada por quem medita.

Se não tiver cuidado, o meditador pode ser gradativamente estigmatizado no meio que frequenta e começar a sofrer sanções silenciosas, subliminares, semi-inconscientes que partem do grupo. E isso ocorre porque ele começa a incomodar muito, pois só existem duas possibilidades: primeira, todos compreendem e concordam com ele, e também concordam que devem estar vivendo de forma estranha, sofrendo de uma espécie de torpor generalizado, de uma hipnose coletiva, e que muitas das bases e raízes que plantaram podem estar sobre um terreno ilusório; segunda, todos passam a não compreender e a sentir um crescente mal-estar diante daquele "chato", daquele "maluco" que tira felicidade, prazer e contentamento de uma coisa sem qualquer utilidade.

Para "perceber", para "sentir" tais vivências, aquela pessoa que escuta precisa ter vivenciado algo semelhante, ou outra espécie de sensação que também seja impossível de ser racionalizada. Por isso, nem todos são os ouvintes ideais para o compartilhar — apenas aqueles que "comun-

gam" com a sua busca pessoal "percebem" o seu crescimento e podem "trocar" palavras de estímulo e celebração.
Aceite este pequeno conselho: nos primeiros meses,
compartilhe preferencialmente com pessoas que comun-
guem com sua forma de pensar, outros meditadores, ou
profissionais que conhecem o procedimento de meditação
como um recurso de saúde.

Após certo tempo, essa fase de alegria, de quase em-
polgação, irá se arrefecer. Aí, então, as mudanças serão
naturais e você, aos poucos, ficará naturalmente diferente, sem a necessidade de falar sobre isso com os outros. A
essa altura, todos já estarão percebendo que algo mudou,
e é isso o que importa: algo mudou, de maneira natural,
serenamente, e pronto. Não será mais preciso falar sobre
isso. Até lá, tenha cuidado, e compartilhe seletivamente.

NÃO SE CONFUNDA COM OS PRIMEIROS EFEITOS

Ao sair de cada prática meditativa, em especial nos
dias em que for vivenciado algum novo estado de consciência, a mente volta imediatamente a atuar a pleno
vapor e começa a querer "interpretar" aquilo que o meditador está sentindo.

Na história da fábrica (Capítulo 3), o computador co-
meteu alguns enganos ao tentar "avaliar" um operário
oriental, e depois ao "analisar" um descendente de índio,
porque a máquina só podia utilizar, para estudar a situação, os dados de que dispunha, as informações que estavam contidas em seus *chips* de memória. Um computador,
nesse aspecto, é burro.

Da mesma maneira, o nosso mecanismo mental, ao tentar "interpretar" algum novo estado pós-meditativo, inevitavelmente tentará enquadrá-lo em algum parâmetro do qual já disponha. Caso não o consiga, aquele estado será automaticamente classificado a partir da definição mais próxima que ele conseguir encontrar. Sob esse aspecto podemos dizer que "a mente é burra".

Por exemplo, nas primeiras vivências de paz profunda, tudo parece tão parado, tão lento, tão pouco excitante, que pode ser interpretado como tristeza. Em um homem com educação fortemente machista, as primeiras experiências de doçura e de afetividade incondicional podem ser catalogadas como um veio homossexual. Em uma mulher exageradamente insegura, as primeiras experiências de calma segurança, de confiança incondicional, podem ser avaliadas como sinais de masculinidade.

Precisamos ter paciência com a mente, pois ela é apenas um mecanismo. Com o tempo, o próprio continuar da meditação vai sanar esses problemas iniciais, por intermédio de um processo que os meditadores chamam de "reprogramação" — da mesma forma que os diretores precisaram reprogramar várias vezes a máquina da historinha.

ASSOCIAÇÃO COM A PSICOTERAPIA

Eis uma pergunta frequente: eu preciso parar de fazer psicoterapia se começar a meditar? São atividades conflitantes?

Parece-me que ambas são atividades perfeitamente compatíveis.

Um estudo (Craven, 1989) mostrou que tal associação é possível. Graças à meditação regular, o praticante adquiriria um crescente interesse pelo processo psicoterapêutico. De acordo com o mesmo estudo, o meditador seria um bom paciente para a psicoterapia, por apresentar menor tensão, maior tolerância à culpa, maior motivação para a atividade terapêutica, maior tendência a vivências afetivas e maior centramento, além de um grande aumento da capacidade de auto-observação.

Outra pesquisa (Bogart, 1991) demonstrou que as técnicas meditativas contribuem, de forma marcante, para a autoaceitação, bem como para o contato e a expressão emocional, o crescimento de valores espirituais, o aumento da autoestima, o alcance de um estado chamado de "harmonia interior" e, principalmente, para uma grande capacidade de transformação e de transcendência de valores egoicos (capacidade de mudar).

Diante das necessidades antes citadas, a meditação é uma boa indicação desde o princípio. Em outros casos, parece que seria melhor iniciar, antes da meditação, com as técnicas psicoterapêuticas: nas fobias, no pânico, nas dificuldades de comunicação e nos distúrbios da sexualidade, por exemplo.

Recomendo, porém, dois cuidados: primeiro, que o terapeuta saiba o que é meditação como instrumento de saúde e não a veja apenas como atividade místico-filosófica. Segundo, que não se procure "trabalhar" a vivência da meditação. Meditação se faz, não se entende; pratica-se, não se raciocina. Considero, inclusive, altamente inadequada uma prática de meditação seguida imediatamente de uma sessão terapêutica. Tenho visto melhores resultados quando se guarda um intervalo entre ambas de pelo menos oito horas — e quando não se começa a sessão com a pergunta: "Então, o que você sentiu na última vez em que meditou?"

SEMPRE É POSSÍVEL IR ALÉM

Da mesma forma que os efeitos podem ser interpretados de maneira negativa, a mente também pode fornecer dossiês exageradamente otimistas sobre a nossa *performance*. Aliás, este é mais um dos truques que ela utiliza para evitar o seu temporário desligamento: a simulação do objetivo atingido.

Várias sensações, muitas novas capacidades, e até mesmo alguns dotes ditos paranormais podem começar a aparecer à medida que o meditador caminha em seu trabalho. Nenhum deles é o final da caminhada, e nenhum deles deve inflar o ego.

Imagine que o computador da fábrica, quando percebesse que estava quase sendo desligado, passasse a ficar mais "bonzinho", aceitando mais as opiniões da diretoria, sendo um pouquinho mais flexível quanto aos horários dos funcionários, e assim por diante. Na verdade, ele estaria utilizando um estratagema para permanecer com o poder absoluto, fazendo de conta que não mais possuiria esse poder. É como diz o ditado: "Vão-se os anéis e ficam os dedos". Na mesma linha de estratégia também atua a nossa mente, ao desconfiar que pode perder o seu poder (quase supremo) sobre nós. Tais dotes não passam de concessões que frequentemente deixam o praticante estagnado por semanas, meses ou mesmo anos.

O caminho pode ter ficado mais interessante, mas seja o que for que acontecer não é o fim do caminho. A jornada pode ter se tornado mais agradável, mas seja o que for que lhe disserem ela ainda não terminou. Não importa o que parecer, não importa o que todos acharem, não importa o que for vivenciado, sempre (sempre mesmo!) é possível ir além.

... 13 ...

Os efeitos psicofísicos da meditação

É claro que, mesmo sem criar expectativas, nós praticamos a meditação esperando obter alguns efeitos benéficos. Realmente, vários benefícios podem advir (como está exposto no próximo capítulo), mas antes precisamos entender o que a meditação faz com o nosso corpo e a nossa mente. Chamamos isso de efeitos psicofísicos.

Embora ocorram de forma simultânea e sob influência recíproca, esses efeitos sobre o corpo e a mente podem ser didaticamente divididos em efeitos fisiológicos (sobre o corpo) e psíquicos (sobre a mente).

EFEITOS FISIOLÓGICOS

No início da década de 1970 já se publicavam trabalhos sobre as alterações fisiológicas básicas da meditação (Wallace, 1970). Em um desses trabalhos foram estudados quinze alunos, com seis a 36 meses de prática, nos quais notaram uma ampliação das ondas alfa (as ondas cerebrais, no eletroencefalograma, relacionadas com o relaxamento), um menor consumo de oxigênio (ou seja, menor gasto de oxigênio pelas células do corpo), uma redução da frequência cardíaca (funcionamento menos acelerado do coração) e ainda uma diminuição da condutância elétrica da pele (um achado que indica estado de relaxamento).

Em 1971, outro trabalho, de um grupo de Harvard, analisou 36 meditadores (Wallace *et al.*, 1971). O estado fisiológico encontrado, resultante da prática meditativa, caracterizou-se por diminuição da frequência cardíaca (batimentos cardíacos mais lentos), redução da frequência respiratória (respiração mais lenta), menor consumo de oxigênio (menor gasto de oxigênio pelas células), menor eliminação de dióxido de carbono (consequência do menor gasto de oxigênio), diminuição da condutância elétrica da pele (indicando estado de relaxamento) e ampliação da intensidade de ondas alfa (ampliação das ondas relacionadas com o relaxamento). De maneira geral, esse estado indicava uma grande diminuição do metabolismo, ou seja, uma grande redução do consumo de oxigênio pelas células, situação que poderia ser comparada com o recurso que os computadores dispõem de entrar em uma função de redução máxima do consumo de energia, mantendo apenas as mínimas funções para continuar ligado. Nesse estudo, já ficou claro que a meditação produzia um estado fisiológico bem específico, claramente diferente do sono e da hipnose.

Muitos outros trabalhos se seguiram, especialmente no correr da década de 1980, assinalando mais detalhadamente esses mesmos efeitos da meditação sobre o nosso corpo (Benson, 1982). Em resumo, podemos dizer que a meditação provoca uma redução do metabolismo, ou seja, uma pronunciada desaceleração do funcionamento do corpo. A frequência cardíaca diminui, a respiração fica mais lenta, cai o consumo de oxigênio pelas células, as ondas cerebrais tornam-se mais lentas, e assim por diante.

Outro aspecto interessante é que a meditação parece ter ação até mesmo sobre o nosso sistema nervoso autônomo, aquela parte do sistema nervoso que, classicamente, acreditamos funcionar de forma independente (autônoma), fazendo os intestinos terem maior ou menor atividade, as pupilas estarem mais — ou menos — dilatadas etc. Um estudo foi desenvolvido, no qual era gotejada sobre os olhos, logo após a meditação, uma substância capaz de dilatar rapidamente a pupila, como acontece em uma situação de estresse (Lehmann *et al.*, 1986). Os meditadores foram comparados com indivíduos que não meditavam e, embora ambos os grupos tivessem tido uma dilatação inicial, as pupilas dos meditadores voltavam ao diâmetro habitual em um tempo significativamente menor. Em termos mais simples, podemos dizer que esse estudo sugere que os meditadores, apesar de serem perfeitamente capazes de disparar as chamadas "reações de alarme" — absolutamente necessárias em situações de emergência —, fazem um "disparo de estresse" mais curto, um estresse autolimitado, o que reduziria as consequências nocivas do estresse sobre o corpo.

Outro trabalho estudou os hormônios presentes no sangue dos meditadores (Walton *et al.*, 1995). Encontrou-se um perfil hormonal que, em alguns aspectos, poderia ser descrito como uma "imagem em espelho" das dosagens hormonais encontradas nos indivíduos cronicamente ansiosos, com redução dos níveis de cortisol, aldosterona e noradrenalina (substâncias ligadas ao estresse), e com aumento dos níveis de outras substâncias, como a serotonina (hormônio ligado ao bem-estar).

Mais uma pesquisa (Infante *et al.*, 2001) comparou 19 meditadores experientes com 16 não meditadores saudáveis, dosando substâncias do estresse, como noradrenalina e adrenalina. Todas as aferições mostraram dosagens menores entre os meditadores.

Uma importante contribuição científica foi feita pelo professor Antoine Lutz (Lutz *et al.*, 2004). Ele relatou um efeito chamado de "gama-sincronicidade de alta amplitude". Esse termo se refere a um tipo de funcionamento do cérebro que costuma ocorrer raramente, em situações que nos marcam tão intensamente, mas tão intensamente, que são capazes de provocar mudanças nas comunicações entre nossos neurônios e, por conseguinte, de gerar mudanças cognitivo-comportamentais (na nossa forma de pensar e agir). Poderíamos chamar de uma "explosão de mudança". O professor Lutz detectou esse estado em alguns meditadores antigos e isso, segundo os pesquisadores, poderia ser uma das explicações para as mudanças que acontecem nos meditadores a médio e longo prazos.

Alguns trabalhos também puderam descobrir quais regiões do cérebro parecem ser mais ativadas durante a meditação (Lazar *et al.*, 2000). Os achados são bastante interessantes, pois parece que meditar interfere em algumas regiões cerebrais envolvidas com o estresse. Além disso, com o correr da prática, as regiões mais influenciadas vão se alterando, coincidindo com as alterações comportamentais dos meditadores no correr dos meses e anos.

O mesmo grupo de pesquisadores (Lazar *et al.*, 2005), estudou ressonâncias magnéticas de meditadores experientes (média de nove anos de treino), que praticavam diariamente o método, comparando-os a 20 voluntários não meditadores saudáveis. Surpreendentemente, os meditadores tinham algumas áreas do cérebro mais espessas do que os não meditadores. Diante disso, parece que a meditação não altera apenas a nossa neuroquímica e o funcionamento do nosso cérebro. Parece alterar também estruturalmente o cérebro humano. Mais ainda: a espessura era maior em meditadores mais antigos, em uma provável relação das alterações com o tempo de prática meditativa.

EFEITOS PSÍQUICOS

Naturalmente, os efeitos sobre o psiquismo são subjetivos, ocorrem em um espaço mental que procura o "relaxamento da lógica" e, por isso, são sempre muito difíceis de explicar. Afinal, como usar a lógica das palavras para descrever uma vivência que, teoricamente, estaria "além da lógica"? Além disso, o tempo de surgimento de cada um deles varia consideravelmente de pessoa para pessoa. Mesmo assim, como gostamos de desafios, vamos descrever aqueles que consideramos os dez principais efeitos psíquicos da meditação.

Relaxamento psíquico

Esse efeito, tecnicamente chamado de "diminuição do alerta", consiste em um estado de relaxamento psíquico que permite ao praticante se libertar de um estado de estresse ao qual esteja eventualmente submetido. O termo "alerta", embora se refira a um estado de consciência na vigília, também pode ser interpretado de forma quase literal. Ou seja, com a meditação, o indivíduo deixa de estar alerta a eventuais ameaças e, com isso, experimenta um estado de relaxamento que, de modo frequente, ainda não conhecia.

Vivência positiva

Quase sempre a experiência da meditação é tida como um momento muito agradável, que fica registrado como uma vivência positiva da qual o praticante se recordará — repetidas vezes — com prazer.

Sensação de "paz interna"

Essa sensação é usada para descrever uma das primeiras impressões que se experimenta ao meditar.

O praticante diz que se sente preenchido por uma espécie de "paz interior", na qual teria "mergulhado" durante a meditação.

Sensação de felicidade

Outro efeito comumente relatado é uma espécie de "felicidade sem causa aparente". O indivíduo se sente feliz, muito feliz, mas nem sempre sabe explicar por quê.

Não raro, também relata uma espécie de "gratidão sem alvo aparente", ou seja, um grande sentimento de gratidão sem saber explicar a causa ou a pessoa que a teria motivado.

Satisfação/saciedade

À medida que a prática se aprofunda, o meditador torna-se mais satisfeito com seu dia a dia, seus bens, sua família, enfim, com sua vida.

Trata-se de uma espécie de saciedade autoproduzida, de "satisfação sem causa aparente". Nesse caso desaparecem, ou diminuem muito, algumas ânsias consumistas.

Impressão de harmonia com o mundo

Trata-se de uma sensação de que tudo está em harmonia. Frequentemente, os praticantes relatam uma espécie de percepção de "estar em harmonia com o Universo", de "ser uma coisa só com o Todo", ou outro tipo de descrição — depende da sua crença e cultura de origem.

Menor tendência à perda do controle

Os meditadores, com o tempo, dizem que se sentem mais "controlados". Na verdade, como o termo "controle" exige intensa lógica, seria melhor considerar essa sensação como uma espécie de "fim da necessidade de controle". Na minha opinião, esta vivência, e o relaxamento que decorreria dela, explica razoavelmente bem o que sente o meditador quando diz estar "controlado" ou "centrado".

Distorção temporal e tátil

Em meus *workshops*, depois de uma prática que costuma variar entre 15 e 25 minutos, costumo perguntar aos alunos quanto tempo eles acham que estivemos meditando.

Curiosamente, a resposta varia muito: enquanto alguns calculam cerca de cinco minutos, outros chegam a estimar uma duração de 40 minutos. A tal efeito costumamos dar o nome de "distorção temporal". É como se o tempo tivesse um efeito diferente sobre nós enquanto estamos meditando. No entanto, tal efeito é muito comum também em outros métodos de estado modificado de consciência, como a hipnose, por exemplo.

Pode ocorrer ainda o que chamo de "distorção tátil" ou "perda de localização", na qual o meditador relata, por alguns minutos, que "não tem contato com o corpo", que "viaja" para "algum lugar indefinido" e, ao terminar o exercício, precisa se lembrar de onde a meditação começou.

Sensação de "experiência espiritual"

Muito me perguntam: "Afinal, a meditação é uma coisa religiosa ou não?". "Não é necessário mudar de vida, de valores, imediatamente? Quando um ateu, por exemplo, diz experimentar um tipo de 'estado religioso' ao meditar, isso seria decorrência apenas de uma perda de crítica? Para o praticante eventual seria um retorno às origens, a suas crenças e/ou rituais?"

Não sabemos ainda responder essas perguntas, porém, estudos têm demonstrado que um percentual entre 25%

MEDICINA E MEDITAÇÃO 127

e 50% dos indivíduos referem, ao meditar, que tiveram uma espécie de "experiência espiritual" durante a prática. Alguns a descrevem como um "estado espiritual" mal definido, outros como a percepção de uma "grande presença" que quase sempre não sabem explicar. Alguns defendem o ponto de vista de que, ao atuar sobre algumas regiões cerebrais que costumam processar as experiências religiosas, a meditação evocaria esse tipo de sensação. No entanto, trata-se de algo ainda a ser mais bem estudado pela neurociência.

Mudanças no sono

Frequentemente, ao começar a meditar, o aprendiz menciona algumas mudanças em relação ao sono. As mais comuns são uma melhora do sono não em quantidade, mas em saciedade, ou seja, o indivíduo parece "repousar mais" quando dorme do que ocorria antes de começar a meditar. Outros mencionam mudanças nos sonhos: a principal delas seria "sonhar mais", o que significa uma melhor lembrança dos sonhos. Outros, raros, dizem que os sonhos começam a adquirir certo significado, mais claro do que ocorria antes.

... 14 ...

Possíveis usos terapêuticos da meditação

Naturalmente, ao deparar com um procedimento com tantos efeitos psicofísicos, os pesquisadores logo começaram a investigar algumas possíveis utilizações médicas. Gostaria de citar, a seguir, alguns trabalhos que ilustram o possível alcance da meditação em diferentes problemas de saúde.

Alguns estudiosos (Benson *et al.*, 1974) apresentaram as possíveis contribuições da meditação para diferentes problemas de saúde. Naquela ocasião, encontraram apenas dados preliminares de diferentes publicações, citando seu uso na hipertensão arterial e na dependência de drogas ilícitas. Oito anos depois, outra revisão da literatura (Benson, 1982) ressaltou o valor preventivo e terapêutico da meditação, especialmente naquelas condições com maior atividade do chamado "sistema nervoso simpático", parecendo melhorar a hipertensão arterial e diminuir a frequência de extrassístoles ventriculares (batimentos extras do coração) em adultos com doenças das artérias coronárias (no coração) após quatro ou mais semanas de prática regular.

Outra revisão (West, 1979) também apontou várias possibilidades terapêuticas da meditação, a saber, redução da dependência de drogas e queda da pressão entre hipertensos.

Um estudo, que envolveu 52 praticantes budistas do sexo masculino entre dois e 25 anos de prática, notou redução da pressão arterial média, alertando para a possibilidade de seu uso em indivíduos com hipertensão arterial (Sudsuang *et al.*, 1991). De fato, outro trabalho (Barnes, 1999) avaliou as alterações da pressão arterial em praticantes experientes de meditação transcendental, encontrando expressiva redução em um dos componentes da pressão arterial. Esses autores comentam a importância desse quesito como provável efeito responsável pela melhoria dos níveis pressóricos, encontrada na abordagem de alguns hipertensos.

Outra pesquisa também avaliou por quatro anos os efeitos da meditação em indivíduos com alto risco de vir a ter problemas coronarianos (por exemplo, fumantes, obesos, indivíduos com colesterol elevado) e os comparou a outro grupo, que recebeu apenas orientação educativa (Patel *et al.*, 1985), notando queda da pressão nas análises após oito semanas, após oito meses e após quatro anos. Além disso, verificou-se significativa redução do número de cigarros fumados por dia, bem como diminuição dos níveis de colesterol, menos episódios de angina ("dor no coração") e menor número de enfartes fatais.

Em outro trabalho (Wenneberg *et al.*, 1997), hipertensos praticaram a meditação transcendental por quatro meses, notando-se uma clara redução de um dos componentes da pressão arterial entre aqueles que meditaram regularmente durante esse período.

Muitas seriam as razões para a melhora de doenças cardiovasculares pela meditação. Um estudo (Walton *et al.*, 2004) demonstrou que, na população de meditadores, há maior tendência a controle adequado da pressão arterial; menor uso de álcool e fumo; melhor controle do colesterol e redução do estresse. Esses fatores, somados, mudariam a história das doenças cardiovasculares.

Em 2008, realizou-se uma criteriosa revisão sobre os efeitos da meditação na hipertensão arterial (Anderson, Liu e Kryscio, 2008), considerando que pelo menos nove publicações, até então, seriam muito dignas de confiança. Nesses trabalhos selecionados, mostrou-se uma significante melhora da pressão arterial, entre os meditadores.

A ansiedade também é uma das situações nas quais a meditação foi, até hoje, mais estudada. Pesquisadores (Miller *et al.*, 1995) acompanharam 22 pacientes com ansiedade por meio da chamada *mindfulness meditation*, e a pontuação dos escores de ansiedade mostrou-se significativamente reduzida em 20 dos 22 casos após oito semanas de prática.

Alguns estudos notaram uma evidente redução do estresse entre estudantes de medicina que praticaram a *mindfulness meditation* (Shapiro *et al.*, 1998). Os resultados apontaram para menores níveis de estresse e de ansiedade, além de maiores níveis de empatia. Os autores consideraram a meditação uma técnica recomendável para alunos da área médica.

Um programa antiestresse, com uso da meditação, foi estudado por Schneider *et al.* (2005), acompanhando 202 indivíduos hipertensos por 7,6 anos em média. Aqueles que meditaram tiveram 23% a menos de mortalidade em geral, e 30% menos mortes por doenças cardiovasculares.

A pesquisadora Elisa Kozasa (Kozasa *et al.*, 2005) estudou efeitos de uma técnica de meditação sobre novos praticantes, notando um significativa redução dos níveis de ansiedade e depressão.

Outra condição muita estudada é a dor crônica, geralmente assim definida quando existe dor há seis meses ou mais.

Pesquisadores (Caudill *et al.*, 1991) acompanharam 109 pacientes com dor crônica que praticaram meditação, constatando uma notória redução na procura do ambulatório especializado em dor. Segundo os autores, tal redução teria proporcionado em um ano uma economia de 12 mil libras e, em dois anos, de 23 mil libras.

Outros autores (McCarberg *et al.*, 1999) aplicaram um programa que incluía oito semanas de meditação a um grupo de pacientes com dor crônica, comparando-o a um grupo ao qual foi fornecida apenas leitura explicativa sobre o seu problema. O grupo dos meditadores mostrou maior autocontrole e satisfação diante da equipe médica.

Uma ação interessante envolveria um possível efeito antioxidante da meditação na defesa contra os radicais livres (Schneider *et al.*, 1998), visto quando foram acompanhados 41 indivíduos sadios, sendo 18 meditadores experientes e 23 meditadores novatos. Os indicadores da ação dos radicais livres mostraram-se significativamente menores entre os mais experientes.

Os resultados da meditação também foram pesquisados em 73 idosos residentes em asilo (Alexander *et al.*, 1989). Em um grupo com idade média de 81 anos, utilizou-se a meditação transcendental (técnica passiva concentrativa), em outro, a *mindfulness meditation* (técnica passiva perceptiva). Comparados com outros grupos de idosos, estudaram-se as medidas de flexibilidade cognitiva e a qualidade da saúde mental. Encontrou-se uma melhor cognição (raciocínio) nos grupos que meditaram, especialmente nos praticantes da *mindfulness meditation*. Decorridos três anos, a sobrevida foi de 100% nos praticantes de meditação transcendental, contra 87,5% nos praticantes da *mindfulness meditation*, com taxas menores nos demais grupos.

Alguns autores (Goodale *et al.*, 1990) buscaram aliviar os sintomas (físicos, emocionais e sociais) da síndrome pré-menstrual, aplicando a meditação a um grupo de mulheres, notando uma melhora significativa dos sintomas físicos no grupo de meditadoras (menos frequentes e intensos), além de uma melhora nos sintomas emocionais e na vida social. Outros trabalhos, entretanto, têm questionado a ação isolada da meditação nesses casos, acreditando que ela seria útil apenas quando associada a outras medidas médicas.

Em 2005, o NCCAM (National Center for Complementary and Alternative Medicine), órgão vinculado ao NIH (National Institutes of Health) americano, em publicação oficial, apresentou a meditação como recurso em saúde. Nessa publicação, foram listadas algumas possíveis indicações terapêuticas, como ansiedade, dor crônica, depressão, estresse, insônia, doenças cardiovasculares, aids e câncer. Além disso, ressaltou-se que a meditação também pode ser usada para problemas de humor e autoestima, além de promover elevação do nível de bem-estar geral.

Como médico obstetra, tenho também acompanhado estudos com o uso da meditação em gestantes. Em um deles (Narendran *et al.*, 2005), a meditação participou como parte de um programa de ioga para mais de 300 gestantes, desde 18-20 semanas de gravidez até o parto. Entre as praticantes, notou-se menor frequência de partos prematuros e de recém-nascidos de baixo peso (menores que 2.500 g).

Em minha tese de doutorado, apresentada em 2008 à Universidade Federal de São Paulo, acompanhei grávidas que ensinei a meditar e que praticaram por dez semanas consecutivas. Elas foram comparadas com outro grupo de gestantes, que também se reunia comigo, mas que recebia apenas orientações tranquilizadoras sobre gravidez e parto. No final das dez semanas, notamos maior redução da ansiedade nas mulheres que praticaram meditação. Estudando os efeitos físicos nas meditadoras, por meio de aparelhos, observei que elas mostravam alterações fisiológicas diferentes das não meditadoras, dentre elas, uma redução da tensão muscular (curva decrescente na tensão do músculo da fronte). Para que se tenha uma ideia, o grupo de grávidas que não meditou mostrou uma curva inversa à das meditadoras, com aumento significativo da tensão muscular à medida que se aproximava o parto.

… 15 …

Quando não se deve meditar

Como tudo mais, a meditação nem sempre é o caminho mais indicado. Nem sempre é o primeiro caminho. Embora seja útil em um grande número de situações, ela não é uma panaceia.

Em nossa experiência, há uma situação em que assistimos a uma piora na maior parte das vezes: diante de um quadro de esquizofrenia, em suas várias formas. Por isso, aquelas pessoas que já tiveram o diagnóstico confirmado (ou sob suspeita) de esquizofrenia (classificada pelo sistema de codificação médica conhecido como DSM-IV) não devem, em minha opinião, meditar. Embora ainda não tenhamos uma explicação convincente, temos visto que cerca de 80% desses indivíduos costumam *piorar* quando meditam.

Alguns tipos muito graves de depressão (transtorno depressivo maior, pelo DSM-IV) também podem piorar com a meditação. Não me refiro, aqui, àqueles quadros depressivos menores, que comumente enfrentamos em nossa vida, mas a quadros depressivos graves, com necessidade de atendimento psiquiátrico, medicação específica e acompanhamento médico constante. No entanto, diversamente dos quadros esquizofrênicos, os depressivos, às vezes, são beneficiados por algumas técnicas ativas, com o acompanhamento de um instrutor experiente.

Para aqueles que insistem, costumamos sugerir que, tanto nos casos de esquizofrenia quanto nos "transtornos depressivos maiores", a meditação deve ser introduzida, idealmente, em combinação com um psiquiatra que também conheça a meditação médica. Temos recomendado (ainda empiricamente) que não haja sintomas há pelo menos um ano. Porém, consideramos ideal que não haja sintomas há dois anos, e que o praticante esteja sem uso de medicação há, no mínimo, um ano.

Em outras situações, temos notado que a meditação deve ser introduzida em conjunto com outros tipos de intervenções, como o estresse pós-traumático (por exemplo, estado emocional após violência sexual ou acidente grave) e as fobias específicas (por exemplo, medo de elevador, de altura, de dentista). Nesses casos, algumas medidas terapêuticas focais, associadas ou não a certas medicações, parecem ser a melhor opção inicial, com a meditação entrando como coadjuvante cerca de duas a oito semanas depois.

Um aspecto ainda pouco conhecido é o efeito do uso de drogas psicotrópicas simultâneo à meditação. Isso acontece quando se utiliza uma medicação para a ansiedade, ou para a epilepsia, por exemplo. Afinal, a meditação altera a "química do nosso cérebro", e essas drogas têm a mesma ação. Ainda não há estudos suficientes para conhecer os efeitos da aplicação simultânea da meditação com esses medicamentos, ou seja, qual a "química cerebral" resultante dessa associação. Não temos contraindicado a meditação nesses casos; porém, alertamos o aprendiz para o fato de que, eventualmente, o progresso pode ser mais lento.

Há outro aspecto sobre o qual também gostaria de fazer uma ponderação: o uso da meditação, seguido de alguma outra atividade que não permita o adequado "processamento mental" da experiência. A meditação é comumente classificada entre os métodos que levam aos chamados "estados alterados de consciência", da mesma forma que a hipnose, o EMDR (*eye movement desensitization and reprocessing*), dentre outros. Nesses métodos, tenho notado que o indivíduo, após a prática, necessita de algum tempo para "processar" a experiência, ou seja, ele deve evitar qualquer atividade que impeça esse processamento. Por isso, não creio que seja uma boa ideia uma sessão de psicoterapia imediatamente após a meditação. Pela mesma razão, nem sempre é uma boa ideia meditar e dormir em seguida.

Existem, ainda, outras circunstâncias que podem alterar a "química do cérebro", nas quais a prática da meditação pode ser dificultada. Uma delas seria um jejum prolongado (por exemplo, ficar em jejum por mais de doze horas); outra seria o momento imediatamente após uma lauta refeição (por exemplo, meditar logo após uma feijoada completa); uma terceira estaria no uso de bebidas alcoólicas ou de drogas que causem dependência (por exemplo, meditar após beber uma garrafa de vinho ou usar cocaína); outra, ainda, seria o convívio com doenças de extrema gravidade, que chegam a comprometer a consciência do indivíduo (por exemplo, tumor cerebral que altera o padrão de consciência). É claro que, para agir, a meditação terá de atuar em um contexto no qual já houve uma mudança química no cérebro, e isso frequentemente dificulta sua ação.

POSSÍVEIS EFEITOS COLATERAIS

Embora raros, alguns efeitos colaterais têm sido citados na prática da meditação. Os principais seriam: comportamento depressivo, tendências suicidas e surtos esquizofrênicos em indivíduos com perfil psicótico.

De modo geral, os efeitos colaterais são encontrados, em sua quase totalidade, em três situações: quadro psicótico prévio, prática excessiva e aquilo que poderíamos chamar de "busca do fenômeno".

Sobre os quadros de psicose, especialmente os quadros clássicos de esquizofrenia, já falamos neste capítulo. Tenho percebido que, quando ocorrem efeitos colaterais, em mais de dois terços das ocasiões já existia um perfil psicótico prévio.

Uma pequena parte dos efeitos colaterais resulta da prática excessiva, principalmente em iniciantes. Seria o caso, por exemplo, de alguém que nunca meditou e, de um dia para outro, começa a meditar quatro ou cinco vezes por dia, permanecendo um longo tempo em cada prática. De maneira geral, isso não acontece diante de práticas comedidas, que não durem mais que quinze ou vinte minutos, uma ou duas vezes por dia.

Outra pequena parcela de efeitos colaterais pode ocorrer naquelas situações que Marcos Aranha (um antigo meditador) denomina de "busca do fenômeno". Seriam aqueles casos nos quais o praticante medita com a expectativa de obter uma experiência mirabolante, psicodélica, milagrosa. Seria como achar que, ao meditar, poderá "estar frente a frente com Buda", "falar pessoalmente com Jesus", "viajar para outro lugar" ou "levitar até o teto". Tenho percebido que essa expectativa, mais que levar ao desenvolvimento individual, traz o perigo de alguma reação psíquica indesejada.

Meditar deve ser como um exercício constante, leve e sem expectativas. Medita-se por meditar. Porque é agradável. Porque efeitos benéficos têm sido comprovados. Contudo, esses resultados benéficos podem variar de pessoa para pessoa, por isso não devemos tentar dirigi-los nem controlá-los, pois a própria meditação tomará conta dos efeitos.

… 16 …

O FUTURO DA MEDITAÇÃO

Finalmente, gostaria de discorrer sobre uma pergunta que já me foi feita por muitas vezes: qual o futuro da meditação?

Confesso que essa é uma pergunta quase impossível de ser respondida. Afinal, um método primordialmente subjetivo, com efeitos primordialmente subjetivos, terá ação diferenciada ao ser aplicado em cada pessoa, em cada nação, em cada cultura. Diante das consequências das pesquisas atuais sobre o tema, não saberia responder quanto conseguiríamos reduzir a subjetividade dos seus efeitos. Porém, três aspectos se destacam quando tento entrever o futuro. São três esperanças.

A primeira: *a meditação ensinada em larga escala*, pois apenas assim cada vez mais pessoas poderiam experimentar seus efeitos — e cada vez mais pesquisadores poderiam se interessar sobre o assunto.

A segunda: *a meditação como procedimento médico*, com sua inclusão entre os vários recursos hoje já disponíveis para a cura. Não apenas enviando o paciente para um "campo de meditação", mas disponibilizando o método dentro das unidades hospitalares e ambulatoriais para ser ensinado à população pelos próprios profissionais de saúde.

A terceira: *a meditação como instrumento de saúde preventiva*, com a criação de vários núcleos de meditação em unidades de saúde. Afinal, um método como esse, simples, de baixo custo, com inúmeros benefícios e tão agradável, teria plenas condições de se tornar um instrumento fundamental na prevenção de diversas doenças.

Mesmo com tais esperanças, não tenho uma bola de cristal; não posso "enxergar" o futuro; não posso saber o que está reservado para a meditação. Mas tais esperanças me fizeram escrever este livro — estimularam meus estudos e continuarão alimentando meu coração.

Sugestões de leitura

Apresento a seguir alguns trabalhos que foram citados ao longo do livro. Todos advêm de publicações médicas. Algumas leituras são mais leves; outras, talvez, mais adequadas aos profissionais da área de saúde.

ALEXANDER, C. N. *et al*. "Transcendental meditation, mindfulness, and longevity: an experimental study with the elderly". *Journal of Perspective and Social Psychology*, v. 57, p. 950, 1989.

ANDERSON, J. W.; LIU, C.; KRYSCIO, R. J. "Blood Pressure Response to Transcendental Meditation: A Meta-analysis". *American Journal of Hypertension*, v. 21, p. 310, 2008.

BARNES, V. A. "Acute effects in transcendental meditation on hemodynamic functioning in middle-aged adults". *Pshychosomatic Medicine*, v. 1, p. 525, 1999.

BENSON, H. "Relaxation response: history, physiological basis and clinical usefulness". *Acta Medica Scandinava* (suppl.), v. 660, p. 231, 1982.

BENSON, H. *et al.* "The relaxation response". *Psychiatry*, v. 37, p. 37, 1974.

BOGART, G. "The use of meditation in psychoterapy: a review of the literature". *American Journal of Pshychoterapy*, v. 45, p. 383, 1991.

CARDOSO, R. *et al.* "Meditation in health: an operational definition". *Brain Research Protocols*, v. 14, p. 58, 2004.

CARDOSO, R.; LEITE, J. R. Técnicas de meditação e sua aplicação no ciclo gravídico puerperal. In: BORTOLETTI, F. F. *et al. Psicologia na prática obstétrica*. São Paulo: Manole, 2007, p. 344-51.

CARDOSO, R.; SOUZA, E.; CAMANO, L.; LEITE, J. R. "Prefrontal Cortex in Meditation. When the Concrete Leads to the Abstract. A schematical hypothesis, concerning the participation of the logic for 'logic relaxation'". *NeuroQuantology*, v. 5. p. 233, 2007.

CAUDILL, M. *et al.* "Decreased clinic use by chronic pain patients: response to behavioral medicine intervention". *Clinical Journal of Pain*, v. 7, p. 305, 1991.

CRAVEN, J. L. "Meditation and psychoterapy". *Canadian Journal of Psychiatry*, v. 34, p. 648, 1989.

GOODALE, I. L. *et al.* "Alleviation of premenstrual syndrome symptoms with the relaxation response". *Obstetrics and Gynecology*, v. 75, p. 649, 1990.

INFANTE, J. R. *et al.* "Catecholamine levels in practitioners if the transcendental meditation technique." *Physiology and Behaviour*, v. 72, p. 141, 2001.

KOZASA, E. H. *et al.* Cognitive effects and subjective feelings after Siddha Samadhi Yoga (SSY), training - a meditation procedure associated to respiratory exercises - in volunteers with anxiety complaints. In: 5th International Congress of Cognitive Psychotherapy. Göteborg, Sweden, 2005, p. 164.

KURTZMAN, M. F. Functional magnetic resonance imaging of emotional reactivity and wisdom assessment of meditators and non-meditators. A thesis presented to the graduate school of the University of Florida in partial fulfillment of the requirements for the degree of Master of Arts. Gainesville, Florida, 2005.

LAZAR, S. W. *et al.* "Functional brain mapping of the relaxation response and meditation". *NeuroReport*, v. 11, p. 1581, 2000.

LAZAR, S. W. *et al.* "Meditation experience is associated with increased cortical thickness". *Neuroreport*, v. 16, p. 1893, 2005.

LEHMANN, J. W. *et al.* "Reduced pupillary sensitivity to topical phenylephrine associated with the relaxation response". *Journal of Human Stress*, v. 12, p. 101, 1986.

LUTZ, A. *et al.* "Long-term meditators self-induce high-amplitude gamma synchrony during mental practice". *The Proceedings of the National Academy of Sciences*, v. 12, p. 16369, 2004.

McCARBERG, B. *et al.* "Chronic pain management in a health maintenance organization". *Clinical Journal of Pain*, v. 15, p. 50, 1999.

MILLER, J. J. *et al.* "Three-year follow-up and clinical implications of a mindfulness meditation-based stress reduction intervention in the treatment of anxiety disorders". *General Hospital Psychiatry*, v. 17, p. 192, 1995.

NARENDRAN, S. *et al.* "Efficacy of yoga on pregnancy outcome". *Journal of Alternative and Complementary Medicine*, v. 11, p. 237, 2005.

NATIONAL CENTER FOR COMPLEMENTARY AND ALTERNATIVE MEDICINE [on line]. National Institutes of Health. NIH-Backgrounder. Meditation for Health Purposes, Bethesda, EUA [citado 2005]. Disponível em: URL: http://nccam.nih.gov/health/meditation/meditation.pdf. Acesso em: 03 fev. 2008.

NISARGADATTA, M. *I am that.* Bombaim: Chetana, 1973.

OSPINA, M. B. *et al.* Meditation Practices for Health: State of the Research. Evidence Report/Technology Assessment $N^{\underline{o}}$. 155. (Prepared by the University of Alberta Evidence-based Practice Center under Contract No. 290-02-0023.) AHRQ Publication n. 07-E010. Rockville, MD: Agency for Healthcare Research and Quality. Junho 2007. Disponível em: URL: http://www.ahrq.gov/downloads/pub/evidence/pdf/meditation/medit.pdf.

PATEL, C. *et al.* "Trial of relaxation in reducing coronary risk: four year follow-up". *British Medical Journal*, v. 13, p. 1103, 1985.

SCHNEIDER, R. H. *et al.* "Lower lipid peroxide levels in practitioners of the transcendental meditation program". *Psychosomatic Medicine*, v. 60, p. 38, 1998.

_____. Long-Term Effects of Stress Reduction on Mortality in Persons ≥55 Years of Age With Systemic Hypertension. *American Journal of Cardiology*, v. 95, p. 1060, 2005.

SHAIJARERNWANA, P. Etudes exploratoires des effets bénéfiques de la méditation sur le stress professionnel. Enquête auprès des pratiquants bouddhistes zen en France. Thèse présentée pour obtenir le grade de Docteur de l'Université Louis Pasteur Strasbourg I, 2007.

SHAPIRO, S. L. *et al.* "Effects of mindfulness-based stress reduction on medical and premedical students". *Journal of Behaviour Medicine*, v. 21, p. 581, 1998.

SUDSUANG, R. *et al.* "Effect of Buddhist meditation on serum cortisol and total protein levels, blood pressure, pulse rate, lung volume and reaction time". *Physiology and Behaviour*, v. 50, p. 543, 1991.

VON THOMSEN, C. Meditation and the Brain. A monography presented to the Loyola College - Maryland in partial fulfillment of the requirements for the degree of PhD in Psychology. Loyola College in Maryland , 2005.

WALLACE, R. K. "Physiological effects of transcendental meditation". *Science*, v. 167, p. 1751, 1970.

WALLACE, R. K. *et al.* "A wakeful hypometabolic physiologic state". *American Journal of Physiology*, v. 221, p. 795, 1971.

WALTON, K. G. *et al.* "Review of controlled research on the transcendental meditation program and cardiovascular disease: risk factors, morbidity, and mortality". *Cardiology in Review*, v. 12, p. 262, 2004.

_____. "Stress reduction and preventing hypertension: preliminary report for a psychoneuroendocrine mechanism". *Journal of Alternative and Complementary Medicine*, v. 1, p. 263, 1995.

WENNEBERG, S. R. *et al.* "A controlled study of the effects of the transcendental meditation program on cardiovascular reactivity and ambulatory blood pressure". *International Journal of Neuroscience*, v. 89, p. 15, 1997.

WEST, M. "Meditation". *British Journal of Psychiatry*, v. 135, p. 457, 1979.

leia também

MEDICINA INTEGRATIVA
A CURA PELO EQUILÍBRIO
Paulo de Tarso Lima

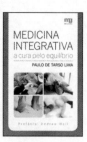

Praticada em grandes hospitais e universidades do mundo todo, a medicina integrativa vê o paciente como um todo, inter-relacionando saúde, qualidade de vida e autocuidado. O objetivo não é apenas curar, mas tornar o paciente ativo em sua recuperação e transformar seus hábitos para melhor. Escrito por um dos maiores especialistas da área, o livro traz informações sobre os tratamentos, a filosofia e os resultados da medicina integrativa.
REF. 50061   ISBN 978-85-7255-061-1

UMA QUESTÃO DE EQUILÍBRIO
A Relação entre Hormônios, Neurotransmissores e Emoções
Sergio Klepacz

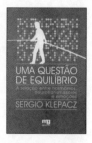

Livro inovador que revela uma visão mais abrangente da medicina. Mostra a importância do equilíbrio da rede hormonal como pilar da saúde física, emocional e psíquica. Dietas adequadas e reposição hormonal são os instrumentos do autor para garantir a boa qualidade de vida de sua vasta clientela.
REF. 50042   ISBN 85-7255-042-9

RESPIR-AÇÕES
A RESPIRAÇÃO PARA UMA VIDA SAUDÁVEL
Philippe Campignion

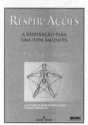

Partindo dos conceitos desenvolvidos por Godelieve Denys-Struyf em *Cadeias musculares e articulares*, o autor faz um estudo detalhado do processo respiratório. Analisa-o em conexão com a musculatura corporal como um todo, bem como a essência dos mecanismos envolvidos. Sugere ao leitor meios de tomar consciência do seu modo particular de respirar, descobrindo formas de respirar melhor. Impresso em 4 cores, formato 21 x 28 cm, contém mais de 100 ilustrações.
REF. 10664   ISBN 85-323-0664-0

NÃO FAÇA NADA, SÓ FIQUE SENTADO
Um retiro de meditação budista ao alcance de todos
Sylvia Boorstein

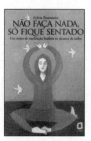

A autora, psicoterapeuta americana, consegue trazer o budismo para o cotidiano da vida moderna. Em linguagem coloquial, ela ensina como fazer um retiro de três dias em qualquer lugar, mesmo que seja em sua própria casa. Ensina também a meditar, desmistificando a prática, conforme indica o título do livro. Excelente orientação para os iniciantes, muito prático para os iniciados.
REF. 20704   ISBN 85-7183-704-X

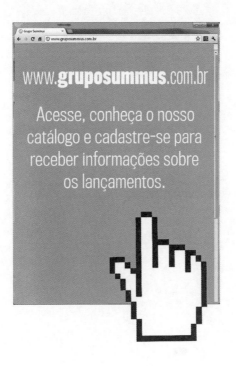

www.gruposummus.com.br

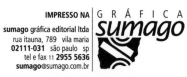

IMPRESSO NA
sumago gráfica editorial ltda
rua itauna, 789   vila maria
02111-031   são paulo   sp
tel e fax 11 **2955 5636**
sumago@sumago.com.br